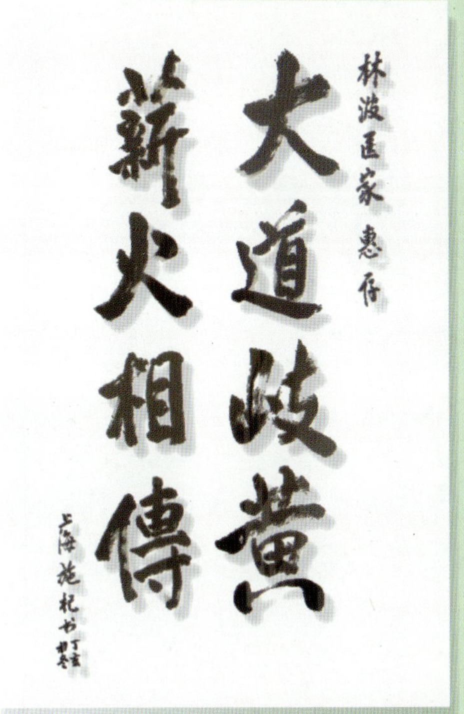

施杞教授题词

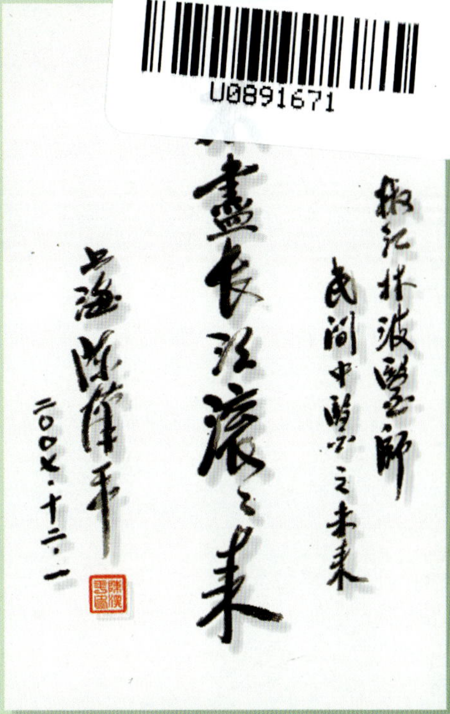

陈汉平教授题词

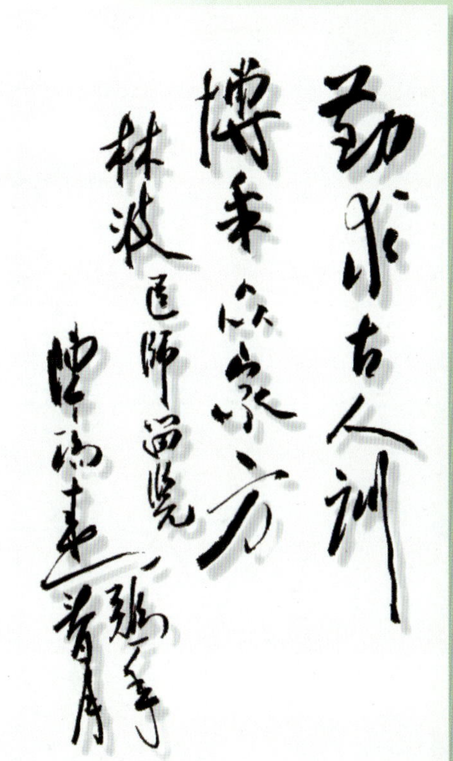

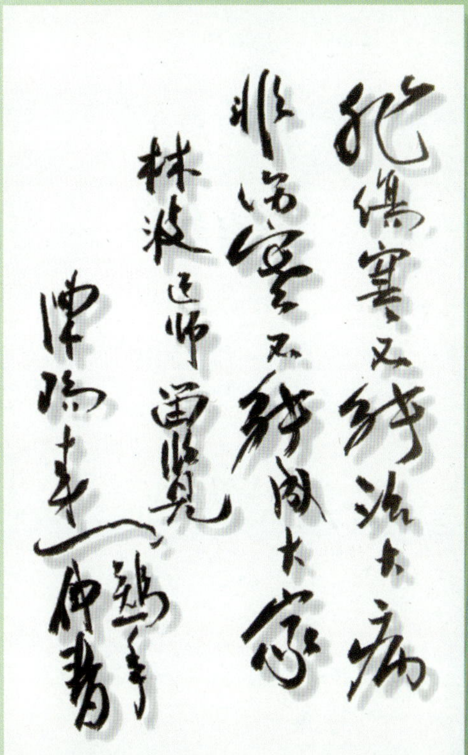

先师陈瑞春教授题词

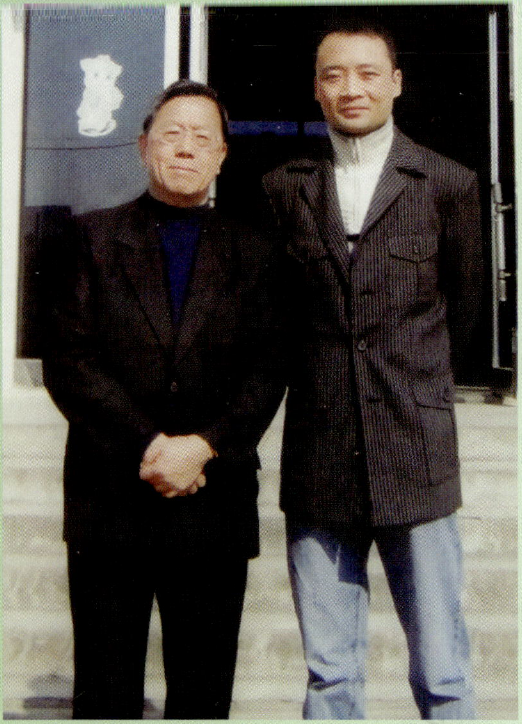

与施杞教授

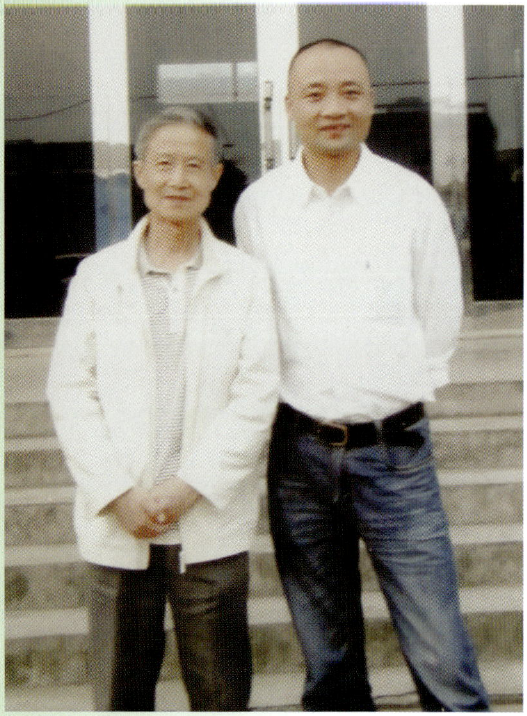

与冯世纶教授

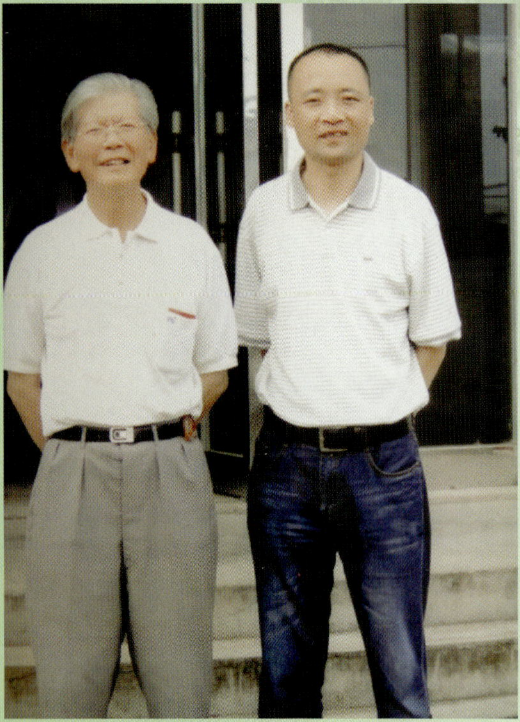

与陈汉平教授

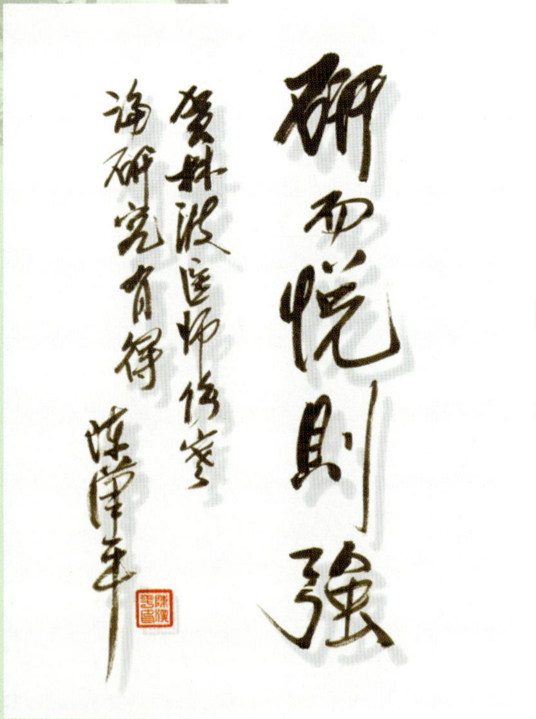

陈教授为本书题词

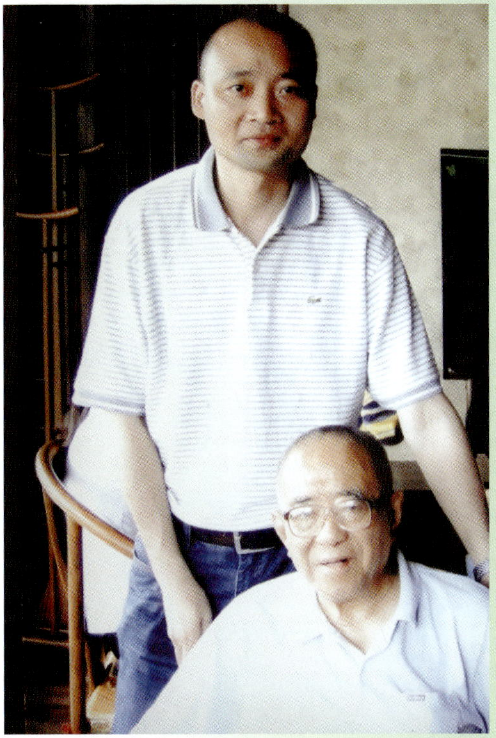

与石仰山教授

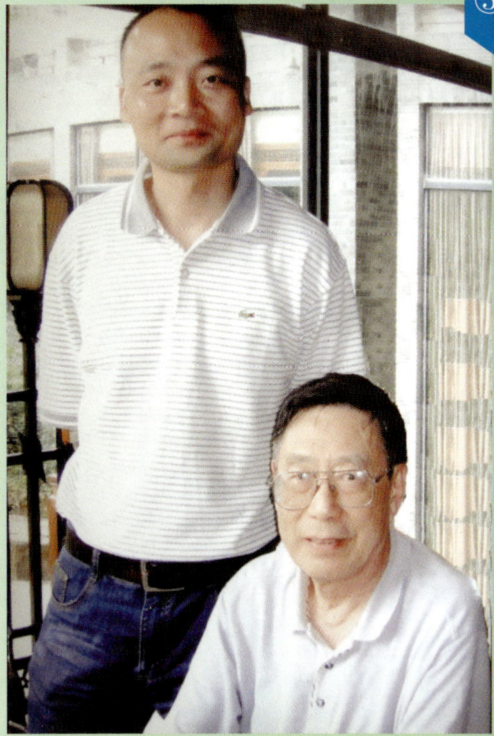

与彭培初教授

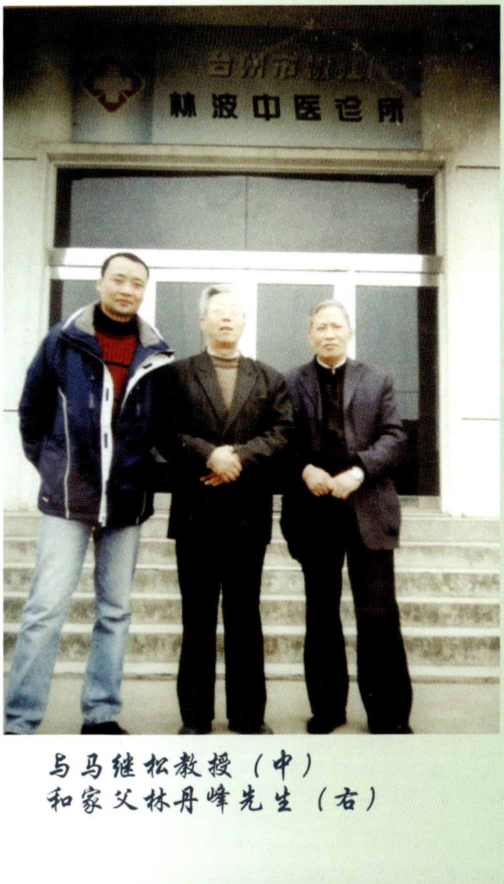

与马继松教授（中）
和家父林丹峰先生（右）

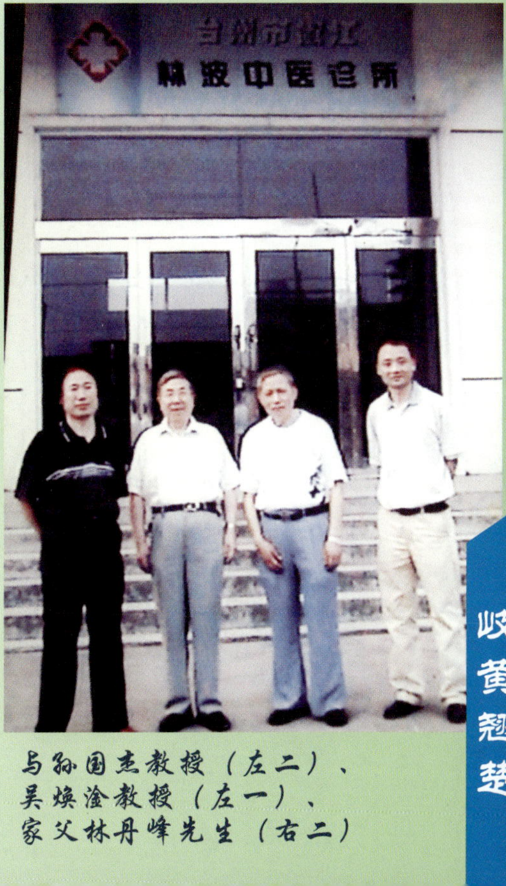

与孙国杰教授（左二）、
吴焕淦教授（左一）、
家父林丹峰先生（右二）

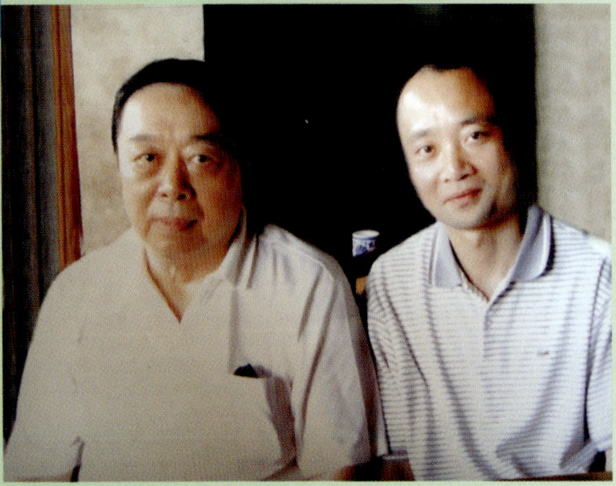

与柏连松教授

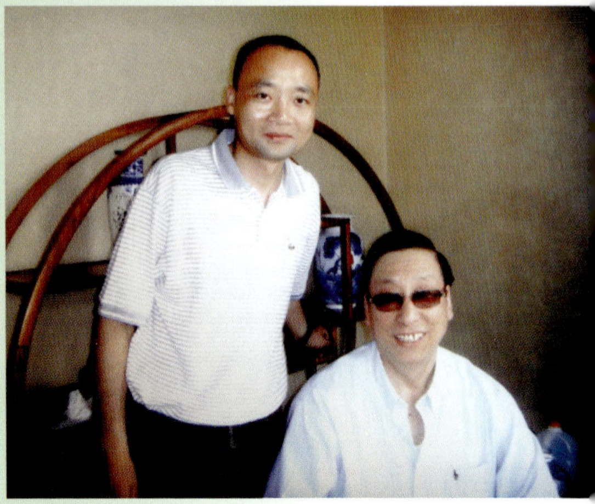

与赵国定教授

与吴涣淦教授

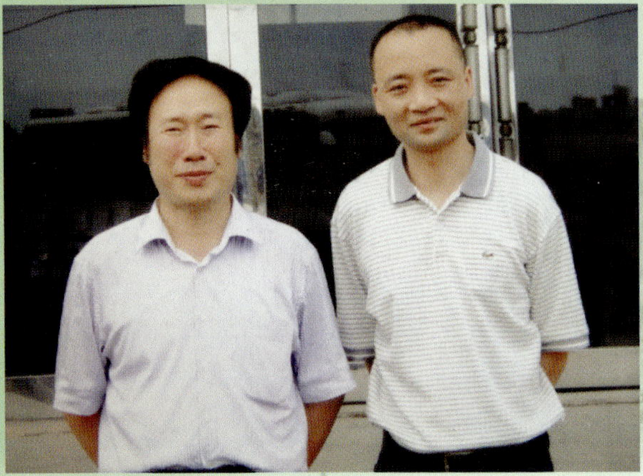

随业师陈瑞春教授侍诊中

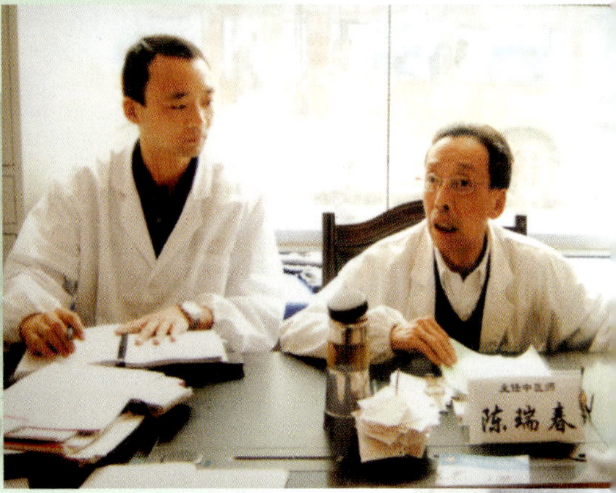

与业师陈瑞春教授（中）、师兄（左）

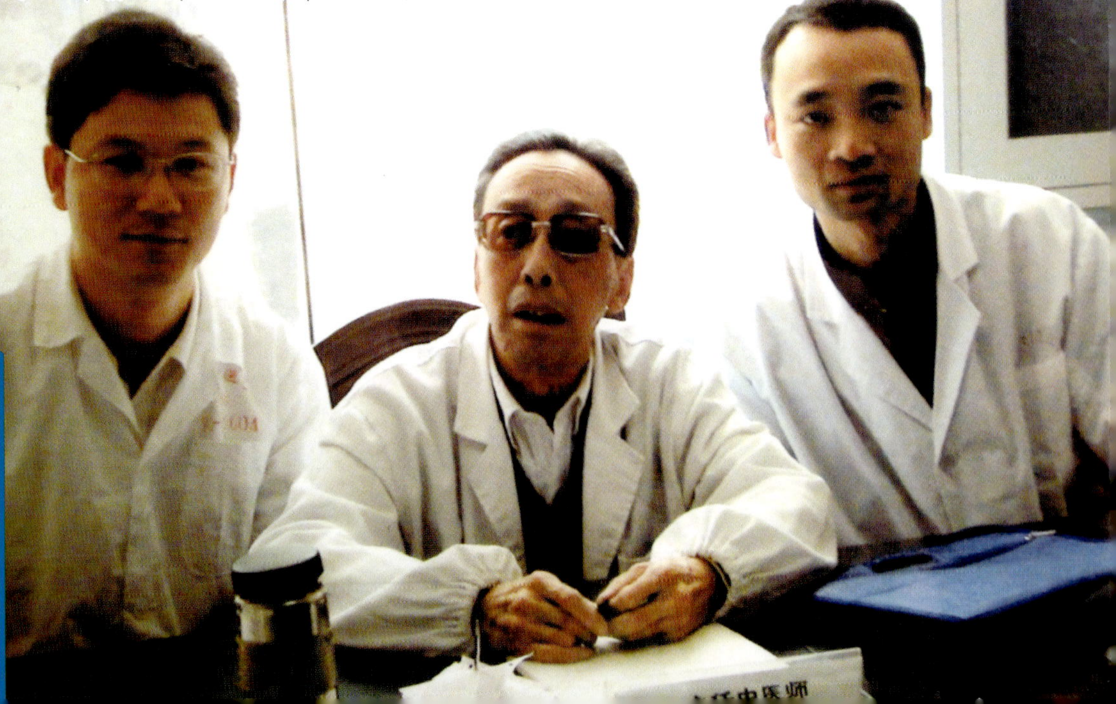

伤寒研悦

林 波 著

上海浦江教育出版社
（原上海中医药大学出版社）

图书在版编目(CIP)数据

伤寒研悦 / 林波著. —上海：上海浦江教育出版社有限公司，2014. 6

ISBN 978 - 7 - 81121 - 339 - 3

Ⅰ. ①伤…　Ⅱ. ①林…　Ⅲ. ①伤寒(中医)—研究
Ⅳ. ①R254. 1

中国版本图书馆 CIP 数据核字(2014)第 108226 号

上海浦江教育出版社（原上海中医药大学出版社）出版

社址：上海海港大道 1550 号上海海事大学校内　邮政编码：201306

分社：上海蔡伦路 1200 号上海中医药大学校内　邮政编码：201203

电话：(021)38284912(发行)　38284923(总编室)　38284910(传真)

E-mail：cbs@shmtu. edu. cn　URL：http://www. pujiangpress. cn

上海市印刷十厂有限公司印装　上海浦江教育出版社发行

幅面尺寸：169 mm×239 mm　印张：10. 5　插页：4　字数：156 千字

2014 年 6 月第 1 版　2014 年 6 月第 1 次印刷

责任编辑：黄　健　封面设计：赵宏义

定价：28. 00 元

马　序

在中国医学的历史长河中，不乏中医理论与临床水平双佳的青年才俊，更有一些他们所著的理论指导临床的上乘之作，这些珍贵的医学著作，对后世中医人的成长与患者的康复均带来了不可低估的价值。诸如唐宗海在21岁时完成的《血证论》，提出了止血、消瘀、宁血、补血的治血四法，被五版《内科学》大学教材认为“是治血证之大纲”，而在27岁时即著成《十四经发挥》的滑寿，其著作不仅成为针灸医师的必读之书，且对于中医内科、妇科医师也产生了不可低估的影响。如当代中医后起之秀的湖南中医药大学二附院主任医师毛以林博士，在所著《步入中医之门——被淡忘的经络辨证》中即引用滑寿的不少论点。然新中国成立至今，40多岁以下的中医所著的能理论指导临床的医籍却如吉光片羽，诚为一憾。但前不久，忘年交林波却从浙江台州寄来了《伤寒研悦》书稿，拜读后，知一本以《伤寒论》理论指导临床的佳作即将问世，不禁心潮澎湃，与林波的交往又一一浮现在眼前……

1990年我与吴华强、朱建华等合著了《现代名医医案选析》，出版社在给了微薄的稿费的同时又赠了数百册书以代酬，当我在《安徽中医学院学报》刊发书讯后，收到的第一笔购书款便是林波的。10年后的暑假，他又随其父林丹峰（浙江台州名中医）来寒舍，想请我介绍伤寒名家并随其侍诊提高（此时他已毕业于上海中医药大学），我答应为其觅师。然未久他即欣喜电告，当时江西伤寒大家陈瑞春教授已收其为弟子，他即将去南昌随陈师学习。春节时他热情邀请我去他家，虽未届正月十五，就诊者已门庭若市了。丹峰学兄领我步入二楼的书房，我惊奇又欣喜地发现，在八架约4米长、半米宽、3米高的书橱内，密密匝匝地排满了中医书籍，另一方墙前约3米×0.4米×2米的放杂物的架上，也全被中医刊物占满。因教《伤寒论》十多年，并自编过《伤寒论》教材，故抽出从未看过的戈维诚著的《伤寒补天石》、程应旄所撰《伤寒论后条辨》、钱璜写的《伤寒溯源集》等书，上面有林波读后所写的眉批，令我感慨万千：现今的中医院校学生，恐近半人连当代中医所写有关《伤寒论》之书籍仍都看不懂，而在海外生活多年的林波却能细阅明清医家研探《伤寒论》的专著，中医的振兴还是有希望的！中午休息时，我又翻阅了他为患者所写的病历，多数是以伤寒六经辨证法立论处方的，药物在13味之内，剂量之轻重亦基本与仲景用药剂量比相吻合。他十分高兴地告诉我："现在临床基本上是宗陈瑞春老师的辨证思路去处方用药，按陈老对经方的加减法去治病，确有疗效。"一个虚心接受经方传承的伤寒学派的年轻中医，已受到越来越多患者的肯定……

随着学术水平的日益提高，林波的临证经验也屡见于杂志，故2008年我接受人民军医出版社王显刚博士之约准备主编《国医大师学术经验研读录》(共3辑)与《名家教你读医案》(共6辑)两部书时，请他担任了副主编和编委，他均保质保量地完成了任务。去年我编著《伤寒论表解——衷中参西论伤寒》时，他正在北京中日友好医院随伤寒大家冯世伦教授进一步深造，但却让其父为我邮寄大量在我校借阅不到的明清医家有关《伤寒论》的专著，并对拙著提出了一些中肯的修改意见。故对林波的书稿，我在较繁芜的诊务与家务之余，反复细阅三遍，终于在2个月后写出以下的看法：

1. 是书对一些和法方剂的方义之认识时有高见，如在小建中汤《方论新解》中写到"该方由桂枝汤倍芍药加饴糖组成，其倍用芍药酸甘化阴以滋阴养血，一个倍字使其方义与作用均发生了根本性变化"。这对后学者理解与应用该方大有裨益。如是之论颇多，值得读者细阅！

2. 是书对一些和法方剂的应用亦卓识迭出：如在甘草泻心汤的评述中，对半夏、生姜、甘草三泻心汤的应用予以了条分缕析，后学可从中了解到日医藤本健、矢数道明所言"汉方之秘不告人者，即在药量"的深刻内涵。

3. 是书还介绍了作者对一些药物应用的新认识：如用远志、连翘治狐惑；用牡蛎治鼻渊；在柴胡加龙骨牡蛎汤中，因铅丹有毒，他每以生铁落或赭石代之等，均是其长期实践的心得，拓展了这些药物的临床应用范围。

4. 是书还对不少疑难症的论治提出了独特的看法：如对遗精、矮小症的辨治等，均对后学临证水平的提高有所帮助。

总之，以桂枝汤、小柴胡汤、小承气汤、诸泻心汤等为代表的广义的和法，是《伤寒论》的精华之一，而是书对中医后学如何将和法的代表方得心应手地用于临床，起到了较好的指引作用，且对后人怎样从临床角度去探研《伤寒论》的奥义精旨提供了一种新思路（人民军医出版社 2011 年推出的《脾胃病六经辨证治疗》也是种新思路）。林波以自己的实际行动诠释了他对中医的痴迷，也作出了他对中医应作的贡献！在他步入中年的今天，坚信他会以“不惑”的英姿，向中医事业的未来勇猛挺进，献上更加吸引我们眼球的新著！

七旬叟：马继松

于癸巳年孟冬

自　序

昔贤章太炎曾云“中医之胜于西医者，大抵伤寒为独甚”，言而明之，章氏肯定了《伤寒论》这部圣典医籍的实用价值。自晋唐以降，历代医哲，莫罔不宗之，然其年代湮远，义理玄微，文理舛错，讹传脱漏，无可讳言，非才高识妙之士未易抉其奥以显其幽，存其纯纠其缪而能洞达其趣。

余家事医学历六世于兹矣，自束发受书，幼承庭训，笃嗜轩岐之学，嗣毕业于上海中医药大学，糜不苦志研悦，精研覃思，纵览群籍，遍观诸子，悬壶后延治者接踵不断。家严常云：“中医离开四大经典犹如无根之木，无水之舟，应从源头探其幽微，乃成大器，尤以仲景《伤寒论》垂万世法，其文简义奥，旨缛而理稠，不得良师，恐有歧误。”遂停诊探寻伤寒国手，有幸忝入伤寒名家陈瑞春教授及冯世伦教授门墙，受其亲炙，尤伴陈瑞春教授朝而诊疾，夕而问难伤寒。然愚以下驽之资，虽未能通达其源，但仲景之秘思，岐伯之奥旨，略粗知蹊径。荏苒数载，临证既久，所录案例渐积成帙，从中筛选典案及海外案例数种，著成《伤寒研悦》一书，是书稿几易寒暑，以不揣荒拙，傍通已意，微妙悉彰，而不啬以孟浪之空言，是书虽半解一知，不足以博大雅之璨。不佞浸淫仲景书垂二十载，临证每遇沉疴，多赖仲景方而力挽之，故遂悟医之学问，全在明伤寒之理，则万病皆通。呜呼！医之仁术，但求有济于世而已，不揣谫陋，幸毋消焉。

越人林波戊子年

草于新西兰奥克兰市

目　录

桂 枝 汤

【方论新解】

桂枝汤为《伤寒论》第一方，素有群方之冠的美誉，清代柯琴称它为"滋阴和阳，调和营卫，解肌发汗之总方"。此语道破桂枝汤作用机理及法则，桂枝味辛甘，辛能解肌，甘则实表。经云："辛甘发散为阳，故用之以治风，芍药酸苦微寒，能益阴敛血，故芍药甘草酸甘化阴，启少阴奠安营血，佐姜、枣发表而和里之意。"该方药简效宏、结构严谨、内涵丰富，体现了经方独特的魅力。

深而推之，方中桂、芍均为血分药，甘、姜、枣实为脾胃药。然此方有调和营卫，解肌发表之效，能够发挥其真正意义上功效何在呢？应从桂枝汤整体结构及人体生理病理的角度来理解。汗血同源，表虚自汗不固，说明营卫之气不和，风邪伤卫，卫气不能内护其营而汗自出矣。所以用桂枝、芍药通阳和血，佐姜、枣、草等益胃气，使谷气充而气血生化有其源，辅以啜粥以助汗，实为扶其中气以助药力也，其义为取正汗而祛邪汗也。桂枝汤和营则外邪出，邪出则卫自密，不必用固表之药，而汗自止矣。《伤寒论三注·太阳上篇》云，"汗者，血之液也，苟非以血药直透营分，和营散邪"，此语实通师意，此为桂枝汤所以能发汗，以及其发汗的生理、药理机制。辽立指出，对于桂枝去皮及芍药品种问题，历代医家争论纷繁，关于桂枝去皮，柯琴之"桂枝之去皮，去其粗皮也，正合解肌之义"比较有见地。关于芍药以白芍为妥，岂可更以赤芍泻之乎！因仲景用其治疗病发汗出，病机为营弱卫强，用白芍和营敛阴血，颇符经义。《医学衷中参西录》云："白芍色红白相兼，故调和气血之力独优，至于化瘀血，赤者较优。"然陶氏节庵等俱用赤不言赤白，实为有失偏颇。姜、枣虽为方中佐使，其实不然，它既是佐使，更是君臣。桂、芍均为血分药，如果没有姜之辛散，枣之养胃和营，那桂枝汤是不能发汗的。先师陈瑞春教授曾云："桂枝汤无姜、枣非但不能发汗，反而使肌表郁热，肌肤燥而瘙痒。"余认为姜、枣不独发散而专行脾中之津液以和其营卫也，可见经方有其独特的严谨性和科学性。

【临证实录】

（一）太阳中风案

王某，男，56岁，台州玉环人氏，2003年3月5日初诊。

患者一周前，傍晚因乘凉发病，自服一些感冒冲剂后诸症未解。刻诊：恶寒发热，头痛微汗出，鼻流清涕，泛恶甚，苔薄白，脉浮弱，重按无力。亟以调和营卫，解肌发表。

处方：桂枝10克，白芍10克，炙甘草6克，生姜10克，大枣10枚，制半夏10克。三剂。

二诊：3月9日，服药后诸症悉解，但食纳不振，予上方佐谷、麦芽各15克继进三剂。后来电诉其已愈。

按：本案为太阳中风证，清代柯琴说得好"凡头痛发热，恶风恶寒，其脉浮而弱，汗自出者，不拘何经，不论中风、伤寒、杂病咸得用此方"。如见太阳表虚证但见一症即是，不必悉俱，惟以脉弱自汗为主耳。实为见道之语矣！谁言江南患外感者不适桂枝、麻黄乎？惜哉！

（二）自汗案

张某某，男，42岁，渔民，台州椒江人氏，2001年7月10日初诊。

患者素体健壮，前岁仲夏午饭后，独自去海上作业，至家后汗出甚多，此后不论冬夏，时常自汗出，汗出时伴恶风甚已达二载之久，极为不适，但不发热，二便自调，苔白润，脉浮缓而虚。

处方：桂枝10克，白芍10克，炙甘草6克，生姜10克，大枣10枚，生龙、牡（先煎）各15克，制附子（先煎）10克，浮小麦30克。三剂。

二诊：7月14日，服药后恶风已解，自汗已衰减大半，苔薄白，脉浮缓。

处方：桂枝10克，白芍10克，炙甘草5克，生姜10克，大枣10枚，生龙、牡（先煎）各15克。八剂。

三诊：7月23日，服药后诸症顿失，中州无不适，苔薄白，脉缓。亟以桂枝汤合玉屏风散以固其效。

处方：桂枝10克，白芍10克，炙甘草6克，生姜10克，大枣10枚，黄芪15克，防风10克，生白术15克。八剂。

按：运用桂枝汤治疗自汗大体有以下三种情况：① 太阳中风表虚自汗证。② 营卫不和，病常自汗出者。③ 卫气虚弱，病人脏无他病，时发热自汗出而不愈者。本案虽有自汗伴恶风之症延二载之久，但《伤寒论》亦有"发汗后，遂漏不止，其人恶风，小便难，四肢微急，难以屈伸者"，用桂枝加附子汤的明训。辨证得当，切中病机，焉能无效，嗣后继以桂枝合玉屏风散，一则调和营卫，二则益气固表，二方合用，相益彰显。余验之于临床每多取效。正如《王孟英医案》云："惟读是书者，体其济世之心，临证得能如是，将胥天下之沉疴而尽起矣。"

(三) 盗汗案

王某某，女，32岁，江西九江人氏，2007年9月2日初诊。

患者盗汗已半载之久，每晚醒后则汗湿粘衣，伴头目眩晕、乏力短气，无五心烦热，颧红等阴虚之症状，视之面色不华，形体消瘦，中州时有不适，二便尚调，苔薄白，脉细。亟以止汗固摄，调和营卫。

处方：桂枝10克，白芍10克，炙甘草6克，大枣10枚，生姜10克，煅龙、牡(先煎)各15克，浮小麦30克，料豆衣15克。八剂。

二诊：2007年9月10日，服药后盗汗已霍然。效不更方，上方去豆衣，继进十剂。

三诊：2007年9月21日，服药后浃旬而瘳，嗣后予桂枝合玉屏风散以固其效。

按：本案是余随先师瑞春公侍诊验案。盗汗本属阴虚，治当以滋阴敛汗为法，唯此案患者虽盗汗但无阴虚内热之征，其病机仍为营卫不和，故取桂枝汤加味而痊。瑞春公曾云："仲景并未明言盗汗，只是明确病人脏无他病，不管自汗、盗汗只要病机符合营卫不和，盗汗用调和营卫之法亦可取效。"此言虽违背常法，但可见先师对经方的运用达到了极其娴熟之境界。难怪《当代名老中医图集》称先师"活用经方，师古不泥，承仲师之真谛，发伤寒之未发”,这种评价颇为中肯。

(四) 风疹案

张某,男,23岁,台州临海人氏,2005年3月4日初诊。

患者皮肤风疹瘙痒已近二周。刻诊:头面及上肢分布不均风疹块,痒甚搔之成片,越搔越痒,心烦不堪,夜寐不安,神疲乏力。每次发作时伴有汗出、恶风等症状。西医予息斯敏、开瑞坦等抗过敏治疗,中医予解毒凉血止痒等药治疗而效不佳。经人介绍延诊于余,苔薄白,脉浮缓。亟以桂枝汤解肌驱风,调和营卫。

处方:桂枝10克,白芍10克,炙甘草6克,生姜10克,大枣10枚,防风9克,荆芥9克,远志6克,白蒺藜15克。六剂。忌食辛辣、海鲜等物。

二诊:2005年3月11日,服药后痒止疹消,中州无不适。效不更方,继进上方六剂以固其效。

按:风疹以皮肤瘙痒为主要临床表现,其发病部位在于皮肤腠理之间,一般属于阳性。《灵枢·终始篇》云:“痒者,阳也。”常规治疗用消风散亦能胜位,但患者服之罔效,可见中医疗疾辨证施治是其核心体系。本案辨证的关键为汗出、恶风等太阳表虚证。临床风疹虽多见于血热受风,但也不失为外感风邪,邪气稽留于肌表而致营卫失和,故药证相合,投之速捷。临床用方勿以平淡而忽诸。尤以方中佐入远志其义非浅,远志辛苦微温,善宣泄通达。《素问·至真要大论》云,“诸痛痒疮皆属于心”,其义在此矣!

(五) 冻疮案

李某,女,22岁,台州学院学生,福建人氏,2007年11月2日初诊。

患者素体虚弱,每年入冬之际手足必发冻疮。刻诊:双手背及足小趾冻疮冷痛、瘙痒甚,视之其色紫红,表皮未见溃疡、流水,面色不华,恶寒甚,得热则舒,苔薄白,舌质淡边有齿痕,脉沉细。亟以调和营卫,散寒通脉。

处方:桂枝10克,赤芍15克,炙甘草6克,生姜10克,大枣10枚,当归15克,通草6克,细辛5克。三十余剂。

越年介绍其同窗来就诊，询其冻疮时，对曰：连服三月至今未发。

按：本案属于营卫气血不和夹有瘀滞，桂枝汤去白芍改用赤芍取其凉血散瘀之功。《本草蒙筌》云："赤芍色应南方，能泻能散，赤白因异，制治亦殊。"《本草求真》亦云："白则有敛阴益营之力，赤则止有散邪行血之意，白则能于土中泻木，赤则能于血中活滞。"佐入当归、通草等温通血脉，然其病机为营卫不和，寒凝血脉，故恪守三月，疾果霍然。

(六) 汗出偏沮案

蒋某，女，52岁，河南洛阳人氏，2010年8月2日初诊。

患者诉其每晚入睡醒后发觉右侧着床一侧无汗出，而左侧则汗出，已近二月余。医院诊断为"植物神经功能失调"。口服维生素之类而罔效。刻诊：面色不华，短气乏力，恶风喜静，中州时有不适，溲清长，大便尚可，苔薄白，脉缓微浮。亟以调其营卫阴阳。

处方：桂枝10克，白芍10克，炙甘草6克，生姜10克，大枣12枚。六剂。

二诊：2010年8月9日，自诉服三剂后出汗已衰减大半，六剂而瘳。效不更方，继进六剂以固其效。

按：经云："左右者，阴阳之道路也。"凡汗出偏于肢体一侧，或左或右，都是由于气血有所偏伤，阴阳气血不相顺接，无畅流布达周身，失治或延久不治，亦可导致半身不遂的"偏枯"证。桂枝汤为治疗太阳中风表虚汗出之证，调营卫、和气血以顾正气，不失为一种正治法则，药证相符，投之覆杯而愈。临证时勿以桂枝汤平淡而忽之，可见仲景立言，必不恃虚言以眩世也。

(七) 便秘案

黄某，男，62岁，台州仙居人氏，2001年3月5日初诊。

患者素体虚弱，易外感，近二月来大便数日、甚至十余日一行，便时努挣汗出，便后则汗出湿衣，微恶风，小便清长，舌质淡白，脉浮缓。视其病历都服麻子仁丸、芦荟片等以及清热泻火之类。亟以调和营卫，润肠通便。

处方：桂枝10克，白芍10克，炙甘草6克，生黄芪20克，火麻仁15克，生姜3片，大枣5枚，杏仁10克，防风6克，生白术30克。十剂而愈，继进十剂以固其效。

按：《伤寒论》云："伤寒不大便五六日，头痛有热者与承气汤，其小便清者，知不在里。"本案患者虽大便秘结，但小便清长，而其苔薄白非厚腻也，知不在里的腑实里证，故投桂枝汤调和营卫，取火麻仁、杏仁润肠通便，玉屏风固表散风，恪守病机，用药丝丝入扣，取效甚速。况年逾六秩，长不胜消，非阳明腑实证已成，最忌攻伐，以免酿成孟浪之举。方中杏仁不仅润肠通便，而且取其宣通肺气，因为肺与大肠相表里，此乃提壶揭盖之意也。

(八) 鼻鼽案

张某某，男，16岁，台州路桥人氏，2009年5月8日初诊。

患者每天不时鼻流清涕已一载之久，尤以晨起稍遇风寒便发作，喷嚏连连，阵发性鼻痒，严重时头前额部胀痛，不闻香臭。以入冬或气候转寒时发病严重，平素易外感，见风就怕冷，溲清，大便尚可，苔薄白，脉虚弱。西医诊为"过敏性鼻炎"。予抗过敏药物口服及内舒拿喷鼻外用而效不佳。亟以和营固表，祛风止涕，宣肺通窍。

处方：桂枝10克，白芍10克，炙甘草6克，辛夷(布包)10克，前胡10克，杏仁10克，生姜3片，大枣3枚，苍耳子10克。十剂。

二诊：2009年5月19日，药后流涕基本已控制，晨起喷嚏亦明显减少，服药期间前额部无胀痛，中州无不适，舌脉同前，继以上方合玉屏风散加味。

处方：黄芪30克，生白术10克，防风6克，桂枝10克，白芍10克，炙甘草6克，辛夷(布包)10克，白芷10克，苍耳子10克，生姜3片，大枣10枚，五味子6克，杏仁10克。十剂。

三诊：2009年5月30日，服药后诸症已解。效不更方，嘱其恪守上方再进三十余剂以固其效。数月后因伤食胃痛来诊，并诉其鼻炎至今未发。

按："鼻鼽"之证首见于《内经》，历代医家均有论述。《证治要诀》云，"清涕者，脑冷肺寒所至"。而肺气充实，有赖于脾气运化输布及肾气摄纳。

脾为后天之本，生化之源，脾虚则诸脏亦虚。肾主藏精，内藏真阴真阳，若肾元亏损，则不能温养肺脾，可见本病虽表现在肺，其病理变化则与脾肾有密切关系。本案证属寒留肺系，肺气亏虚，营卫不和，易感风寒异气，初诊予桂枝汤加味获效后，继以桂枝汤合玉屏风散直捣病窟，二者相益彰显，疗效稳定，故调理匝月而痊。本疾以肺脾肾气虚为主，不治可持续数载，或成永久性，所谓花粉病或可转为气喘，因此，必须积极治疗和预防。

（九）失眠案

丁某某，女，18岁，台州椒江人氏，2006年5月12月初诊。

患者因高考来临，压力颇重，失眠已三月余，西医予舒乐安定，药后虽能安睡，但整天头胀昏沉，停药则又犯，中医多投归脾汤、天王补心丹之类，而效不显。刻诊：寐差，时易惊醒，乱梦纷扰，神疲怠倦，面色少华，恶风怕冷，时有汗出，二便尚调，苔薄白，脉缓。亟以调和营卫，安神定惊。

处方：桂枝10克，白芍10克，炙甘草6克，生姜3片，大枣3枚，黄芪15克，生白术15克，合欢皮60克，生龙、牡（先煎）各15克。八剂。

二诊：2006年5月21日，药后夜寐转安，恶风已除，但时有心悸，苔薄白，脉细缓。予上方佐淮小麦30克。嘱服十剂而安。嗣后嘱其多服红枣、龙眼之类，且二味处处皆有，物异功优，久任无弊，亦能弭未形之患，勿以平淡而弃之也。

按：《类证治裁》云："阳气自动而之静则寐，阴气自静而之动则寤。不寐者，病在阳不交阴也。"此言寐寤之理及不寐之病机。本案不寐伴有恶寒、汗出等证是营卫失调，当以调和营卫，伍入龙牡镇惊安魂之妙，黄芪、白术益气实卫，尤以合欢皮甘、平，善解肝郁而安神，但用量必重，方可奏效。正如《本草求真》云："……气缓力微，用之非止钱许可以奏效，故必重用久服，方可补益怡悦心志之效。"此言不虚，黄氏宫绣深谙用药之妙矣！

（十）遗精案

王某，男，18岁，辽宁大连人氏，台州学院学生，2007年5月21日初诊。

患者遗精已半载之久，时有梦遗或无梦亦遗，甚则一周数次，伴头目眩晕，怠倦乏力，恶风寒怕冷，心悸不宁，面色少华，腰膝酸软，苔薄白，脉沉细无力。因中西医治疗其效不佳，经人介绍延诊于余。证属心肾阳虚，亟以补益心肾为法。

处方：桂枝10克，白芍10克，炙甘草6克，生姜10克，大枣10枚，芡实15克，生龙、牡各（先煎）20克，金樱子15克。嘱服三十余剂，逾月始愈，后予金锁固精丸以固其效。

按：《王旭高医书六种》云："遗滑变证虽多，不越乎有梦、无梦、湿热三者之范围。"提纲简要指出遗滑辨证要点，然《金匮发微》亦云："失精之情不同，始则有梦而遗，是尚有相火也，至于不梦亦遗，而肾阳始败矣。"即"有梦为心病，无梦为肾病"。本案属心肾阳虚之证，桂枝汤益心阳，调气血，酌取芡实、金樱子等补肾涩敛之品温肾固精。故曹氏家达亦在《经方实验录》指出桂枝汤不仅治盗汗，并能治遗精，十余年中，治愈甚众，但以数见不鲜也。此乃见道之语也，非通仲景之奥旨而能臆断乎？

【综述】

桂枝汤为《伤寒论》第一方，素有"群方之魁"称誉，从《伤寒论》《金匮要略》两书记载来看，桂枝汤加减变化的方子达二十九首，足见其制方之妙和应用之广，从临床应用要点上必须具备"自汗、脉缓"症状，其病机为营卫不和，历代医家在此基础上不断认识发展，外证可解肌和营卫，内证则化气和阴阳，将桂枝汤的应用从治疗表虚证引申到治疗多种内伤杂证，大大扩展了其应用范围，本方配伍精当，结构严密，药简效宏等特点。清代柯琴在《伤寒附翼》中云："愚常以此汤治自汗、盗汗、虚疟、虚痢，随手而愈。"可知仲景方能通治百病，柯氏深得仲景之奥，在评价仲景方时亦云："仲景制方不于病而命名，惟求证之切当，知其机，得其情，凡中风、伤寒、杂病，宜主某方，拈来无不合法。"这个评价中肯而实在。但本方服法尤发人深思，服药须臾，啜热粥以助药力，但尤当注意"须臾"两字。温覆令一时许，尤要注意于"一时许"三字，取微似汗出，不可令如水流漓，但尤注意"微似汗"三字，善读书者，不得不慎于其服药的要领，临床遵崇这些要领则对于提高桂枝汤的疗效起着举足轻重的作用。然桂枝虽能"滋阴和阳"，但观其方中之药性毕竟偏辛甘温，临证之时，对于表实无汗、热盛口渴脉数等证，宜慎重，以免酿成变证蜂起，前贤早有“桂枝下咽，阳盛则毙”之诫。由于桂枝汤临床运用广泛，历代医家对其作用亦众说纷纭，未能全面揭示其功能特点，桂枝汤既能治表，又能治里，既能散邪，又能扶正，具有多方面的作用。余认为桂枝汤重点在于“调和”的功效，其具有调和营卫，调气养血，调和脏腑的功能等等，旨在调节机体的阴阳平衡功能，使之达到“阴平阳秘，精神乃治”，从而使其营卫、气血、脏腑功能趋于一种平和的状态，正气存内，邪则不可干矣！本方适应证当属太阳表虚病证，其辨证要点是：发热、汗出、恶风、脉浮缓。

桂枝甘草汤

【方论新解】

桂枝甘草汤由辛温之桂枝四两、甘温之甘草二两配伍而成，取其辛甘相合，阳气乃生，心阳得复而悸动可止。仲景为治疗“发汗过多……心下悸，欲得按者”之心悸证而设。探其病机实为心阳不振，故以桂枝、甘草辛甘相资，助阳不燥，补营而不寒，药简效捷。从临床实践来看，此类患者亦可见胸满、气短、心前区憋闷等不适。方中桂、甘量为 2∶1，《绛雪园古方选注》云：“桂枝轻扬走表，佐以甘草留恋中宫，载还阳气。”自王氏邈达倡导桂、甘为1∶1用量后，余师其意，从多年临床验证其疗效不受影响。可见王氏对此方运用颇有见地。

桂枝甘草汤，为温通心阳之方，心阳不振势必伴心气亦虚，临证伍入补益之药如黄芪、党参、人参、西洋参之类，使温通心阳的桂枝甘草汤，变为益气温阳之方，余在临证运用桂枝甘草汤时基本上固定参、芪、桂、甘、丹，定名为“通阳益气逐瘀汤”，用于治疗一些心脏疾患疗效颇佳，并随症佐使，如胸闷者合栝蒌薤白汤，痰湿者合二陈汤，夜寐不安者加龙、牡或甘麦大枣汤，兼瘀血严重者合血府逐瘀汤或丹参饮之类。如在盛夏季节用太子参或西洋参易党参，取其补气养阴，补而不滞，以免助邪。总之，在温通心阳大法的基础上，临证灵活运用，左右逢源，奏效甚速。长期服用基本无毒副作用，如出现口咽干燥等伤阴现象，可随证伍入石斛、天花粉、生地黄、麦门冬之类，以免耗伤阴液，从而变证蜂起。本方为桂枝汤的简化方，适应证当属太阳病证，其辨证要点是：心下悸欲得按而无里实证。

【临证实录】

(一) 胸痹案

张某,男,42岁,台州椒江人氏,2010年6月25日初诊。

患者胸前憋闷已半载有余,时有短气,恶风怕冷,心悸不宁,发作时双拳轻捣其胸前部则舒,尤以劳累及阴雨天胸闷为甚,中州无不适,二便尚调,苔薄白,脉细缓。亟以温通心阳,散寒宣痹。

处方:桂枝10克,炙甘草10克,丹参15克,黄芪20克,薤白10克,制厚朴10克,橘络10克,瓜蒌皮15克,西洋参6克,郁金10克。八剂。嘱忌辛辣。

二诊:2010年7月4日,服药后胸前区不适之症顿失,刻诊:寐欠安,梦多,大便稍结,舌脉同前。

处方:桂枝10克,炙甘草10克,党参10克,生白术12克,黄芪15克,郁金10克,当归10克,茯神15克,远志5克,酸枣仁15克,龙眼肉10枚,柏子仁15克,合欢花15克,丹参15克。八剂。

三诊:2010年7月13日,服药后诸症已解,继以温阳宣痹、养血安神,调理匝月而瘳。

按:本案为胸痹证,胸中气机不畅已半载有余,桂枝甘草汤佐栝蒌薤白汤温通心脉、畅达气机,药证相符,故奏效甚捷。《本草汇言》云"郁金清气化痰,散瘀血之药也";至于丹参一味,功同四物,《本草正义》云"……其专入血分、其功在活血行血,内之达脏腑而化瘀滞"。本案宿疾达半载之久,久病多瘀滞,故余临证时久病之人多伍入郁金、丹参二味,每获覆杯而愈之效矣!然时时顾护胃气,中州定,诸乱皆可悉平矣。

(二) 心悸案

张某,男,52岁,四川雅安人氏,2010年7月12日初诊。

患者心悸、胸闷已一载有余,易动则汗出、易外感,夜寐欠安,多梦健忘,面色不华,中州时有痞闷,二便尚调,苔薄白,脉细弱。亟以益气安神,补血养心。

处方:党参10克,生白术12克,黄芪15克,当归身10克,远志5克,酸枣仁 15 克，云木香(后下)5 克，合欢花 15 克。八剂。

二诊：2010 年 7 月 16 日，药后寐安，心悸、胸闷仍作，病机相符，何为不效？忽视患者右手按揉心脏部位，询其所因，对曰："每发作时，按之则舒。"这与《伤寒论》第 64 条"其人叉手自冒心，心下悸，欲得按者"相符。又因患者平素时时自汗，恶风怕冷。亟以温通心阳，宁心安神。

处方：桂枝 10 克，炙甘草 10 克，丹参 10 克，瓜蒌皮 15 克，橘络 10 克，五味子 7 克，党参 15 克，黄芪 20 克，酸枣仁 15 克，琥珀(冲服)3 克。六剂。

三诊：2010 年 7 月 23 日，药后心悸、胸闷不适之症顿失，予上方再进逾月，各恙悉蠲。后继进归脾丸温补以善其后。

按：患者初诊一派心血亏虚之象，投归脾汤加味而效不显，必究其所因，复诊时突视其按揉胸上，这就是其病机所在。桂枝甘草汤佐五味子、酸枣仁，不仅宁心安神、且有敛汗之功，药证相符而疾霍然，为医者不慎思明辨，则流害无穷。诚如《医学阶梯》云："察病要的，审症要真，两者切当，何愁症之不明，病之不愈也乎！"

(三) 胸痹案(冠心病)

王某，男，62 岁，台州黄岩人氏，2003 年 5 月 8 日初诊。

患者胸闷、憋气，时有心前区刺痛，入夜尤甚，恶梦纷扰，倦怠乏力，恶风怕冷，二便尚调，唇色微紫暗。素有高血压病史，西医诊为"冠心病"。苔薄黄腻，脉结代。亟以温通心脉稍佐活血。

处方：桂枝 10 克，炙甘草 10 克，瓜蒌皮 12 克，枳壳 10 克，薤白 10 克，橘络 10 克，丹参 15 克，当归 12 克，黄芪 20 克，西洋参 10 克，檀香(后下)5 克。八剂。

二诊：2003 年 5 月 14 日，药后胸闷大减，心前区刺痛亦衰减大半，中州时有胀闷，舌脉同前，予上方伍入砂仁米(冲服)5 克，继进十六剂以观其效。

三诊：2003 年 5 月 30 日，药后不适之感几失，虽疾未痊愈，但近期效果满意，嗣后予活血温阳，行气开痹之剂善其后。

按：《灵枢・五邪》云："邪在心，则病心痛。"本案患者年过半百，肾阳渐衰，则不能鼓舞五脏之阳，久病多瘀，在本虚的基础上形成标实，导致气滞、血瘀，使胸阳失运，心脉阻滞，发生胸痹。桂枝甘草汤加味合丹参饮，益气温阳，活血通络。丹参饮虽仅三味，且药性平和，余临床上作为治疗冠心病的基本方，如胸阳不振合栝蒌薤白半夏汤，短气者酌加黄芪、太子参等，胸憋心悸而刺痛者，酌合桂枝、炙甘草、郁金、川芎、降香等，病机切中，用药丝丝入扣，焉能不效乎？

(四) 心律失常案

马某某，男，48岁，湖南凤凰人氏，2010年3月2日初诊。

患者因外感所致，西医诊为“病毒性心肌炎”。刻诊：胸闷，心悸不宁，劳累或精神压力重时而则甚，寐差，短气倦怠，时有眩晕，中州无不适，二便尚调，苔白厚腻，脉结代。心电图示：窦性心律不齐，频发房早伴短串房性阵速。亟以益气养心，利湿化痰。

处方：制半夏10克，陈皮6克，茯神15克，炙甘草5克，竹茹20克，枳实10克，丹参15克，远志5克，枣仁15克，瓜蒌皮10克，天麻10克。十剂。

二诊：2010年3月13日，药后诸症显衰，但时有胸闷，心悸，恶风寒，苔薄白微腻，脉结代。亟以温通心络。

处方：桂枝10克，炙甘草5克，瓜蒌皮15克，薤白10克，制半夏10克，制厚朴7克，郁金10克，茯神15克，丹参15克，枳实7克，党参15克，黄芪20克。二十剂。

三诊：2010年4月5日，药后诸症基本已除，但劳累后偶发，嘱予归脾丸久服以善其后。

按：本案患者初诊辨证为心气不足，挟痰湿阻滞，当为益气养心、利湿化痰，采用《张氏医通》十味温胆汤加味益气、安神、化痰，将方中滞湿熟地黄易丹参，使其湿浊已化，再投桂枝甘草汤合二陈汤，栝蒌薤白半夏汤加味，辨证得宜，而效甚佳。善诊者，当先剿其兼证，其后直捣黄龙。临床上常有兼证不除，势必影响主证的疗效，故辨证亦分清主次，然后据主次缓急图之，方能获效。《孟河费绳甫医案》云：“治病必先辨证，辨证须辨兼证。”诚非虚言也！

【综述】

经云，阳本受气于胸中，发汗、误汗过多，阳气太泄，则胸中阳气不足，故叉手自冒心，桂枝甘草汤固表缓中，非养血也。而叉手自冒心，心下悸，阳微故也，非曰无阳者。故以桂甘扶其阳耳。《经方例释》云："此症自是虚其心阳，卫邪深入心下，故专用桂枝以解肌，实诸桂枝汤之祖方。"本证的主要表现，"心下悸，欲得按"。是为心阳损伤，心脏失去阳气卫护，则空悬无主，故见心中悸动不安。"欲得按"者，乃里虚欲求外护，其人叉手自冒心是以安其心悸，时为内有所恃而外有所护也。故心阳不足是为本证的主要病机，心阳得复则心悸等症可愈，桂枝甘草汤为温通心阳之祖方，药少力专。清代柯琴云："此补心之峻剂也……桂枝本营分药，得麻黄生姜，则令营气外发而为汗，从辛也，得芍药，则收敛营气而止汗，从酸也，得甘草，则内补营气而养血，从甘也。此方用桂枝为君，独任甘草为佐，以补心之阳，则汗出多者，不至于亡阳矣。姜之辛散，枣之泥滞，固非所宜。并不用芍药者，不欲其苦泄也。甘温相得，气和而悸自平，与心中悸而烦，心下有水气而悸者迥别。"柯氏注释桂枝甘草汤配伍，从辛甘内补营气而加以论述，并与桂芍，桂姜配伍之义分别加以类比相别，足以阐述经旨，启迪后学。余认为桂枝甘草汤虽区区二味，临证时必随症组方加减而效更捷，病程久长，久病多瘀之人适当伍入丹参、郁金、檀香、橘络等活血通络之品，从而使临床疗效得到进一步提高。

桂枝加葛根汤

【方论新解】

桂枝加葛根汤，由桂枝汤加葛根组成，论中还有麻黄一味，宋代林亿校正时认为加麻黄有误，当去之。《金匮玉函经》亦记载，本方无麻黄，可见林亿之按甚酌，此更符合仲景本意。葛根汤证，项背强几几，由此反映出其症状表现明显而突出，更透射出此汤证病机的一个重要信息，不容忽视。背强几几，太阳经脉失于津液濡养，多为无汗，而出现“反”字更值得我们去推敲。《伤寒论直解》云：“……邪在于经俞，则经俞实而皮毛虚，故反汗出而恶风也。宜桂枝汤以解肌，加葛根以宣经络之气。”《伤寒大白》亦云：“桂枝加葛根汤，此仲景治太阳病，项背强几几，有汗之方。”以上注解颇为平允。《本草思辨录》云：“葛根升则开胃津以滋肺，散则散表邪以解肌，凡寒阻于经欲化未化而有表热之证，葛根能外达而解之。”由此综观，枝枝加葛根汤取葛根合桂枝汤以解肌生津，柔润筋脉，使经脉柔和，项强几几可解，表邪既解，汗出恶风亦自止。结合现代药理研究，本方对体温、汗腺分泌、肠道蠕动、免疫功能亢进或抑制等方面具有双向性调节作用，体现了调和营卫之功能。其抗病毒、抗炎、镇痛、发汗、增强应激能力，使之具备解肌发表功能。

总之，本方为解肌祛风，和营生津，疏利经俞，其证属于太阳中风兼太阳经气不舒，其适应证当属于太阳病证，辨证要点是：桂枝汤证兼有项背强几几。

【临证实录】

（一）肩凝（落枕）案

张某，女，27岁，新西兰华裔，2008年2月8日初诊。

患者晨起时落枕，头部不能自转侧，项背板滞强痛，甚为苦楚难忍，伴有鼻塞，微恶风，中州无不适，二便自调，苔薄白，脉浮缓有力。急则治其标，缓则治其本。亟以针刺足少阳胆经，八会穴之一绝骨穴，不留针，针后患者头部能转动自如，但项背滞痛稍缓，先针后药，予解肌祛风，生津舒经。

处方：桂枝 10 克，白芍 10 克，炙甘草 5 克，生姜 3 片，大枣 3 枚，葛根 30 克。三剂而平。

按：本案为余旅居新西兰时，治愈一例肩凝案例，新西兰常年雨量充足，尤以冬季霪雨菲菲，数月不开，故患风湿之疾较多，人体正气不足，疏于防范，风寒湿气易中太阳经脉，使之太阳经气不舒。此案病机为太阳中风兼太阳经气不舒，药证相符，三啜而瘳。余常用葛根 20～30 克治疗肩凝证，葛根气平，皮黑花红，则合太阳，故外合于太阳经脉之药，治诸痹者，和太阳经脉要药也。

（二）感冒案

王某，男，23 岁，台州椒江人氏，2004 年 7 月 12 日初诊。

患者昨晚游泳至家后忽患外感，自服“三九”等感冒药无效。刻诊：头痛、鼻流清涕，时有汗出，恶风，无发热，尤以项背沉重板滞酸痛，苔薄白腻，脉浮而无力。

处方：桂枝 10 克，白芍 10 克，炙甘草 5 克，生姜 3 片，大枣 3 枚，葛根 20 克，荆芥 6 克，防风 6 克，荷叶半张。三剂。

二诊：2004 年 7 月 15 日，药后诸症已衰，但颈项部隐有滞酸感，苔薄白，脉缓。予上方去荆芥、防风、荷叶，易葛根 30 克，继进三剂而痊。

按：本案为太阳中风证，兼太阳经气不舒，因素体虚弱，外感后风邪客于肌表，湿邪滞阻于太阳经脉，津液不能输布，经气不利，经脉失养，以致项背沉重，肌肉酸痛。脉浮无力为表邪未去，故投桂枝加葛根汤，解肌发表，舒通经脉，佐荆芥、防风加强鼓邪外出，因病发于初夏，故伍入荷叶一味，清暑利湿，兼散暑邪，正如《本草再新》云荷叶能“清凉解暑，止渴生津”。正斯于此也。

(三) 风疹案

王某某，男，46 岁，台州某中学教师，2009 年 5 月 2 日初诊。

患者自诉白天教务繁冗，入夜又伏案至子时，久而疲乏不堪，近突发风疹瘙痒不已，已半月有余，色鲜红，按之退色，以上肢躯干尤甚，怕风，每遇空调及风扇则敬而远之。刻诊：四肢躯干见风疹隐现，瘙痒难忍，时有自汗出，项背部发胀不已，二便尚调，苔薄白，脉浮缓。亟以疏风养血，清热除湿。

处方：荆芥 10 克，防风 10 克，当归身 10 克，生地黄 15 克，苍术 10 克，蝉蜕 10 克，白鲜皮 15 克，金银花 15 克，连翘 15 克。三剂。嘱忌辛辣鱼虾厚味。

二诊：2009 年 5 月 6 日，药后数剂不应，必究其因，忽思其发作时汗出，必为玄府不固，肌腠疏泄，毒风所侵，客于肌肤瘙痒不已。亟以解肌发表，祛风止痒。

处方：桂枝 10 克，白芍 10 克，炙甘草 5 克，生姜 3 片，大枣 3 枚，葛根 15 克，防风 6 克，白鲜皮 15 克，白蒺藜 15 克。六剂。

按：《素问·四时刺逆从论》云："少阴有余，病皮痹隐轸。"本证临床多见于血热受风，但亦有外感风邪，邪气稽留于肌表，所引营卫失和所致。恶风或遇风则发，辨别是否外邪客表的一个重要着眼点。临证不得不察，以防孟浪之举。

(四) 胃脘痛案

任某某，女，52 岁，陕西人氏，2002 年 8 月 9 日初诊。

患者中脘胀痛，已半载之久，时时发作。刻诊：中州胀痛，短气乏力，微泛恶，喜温喜按，面色不华，溲清，便溏，苔薄白，脉细弱。亟以温中散寒止痛。

处方：桂枝 10 克，白芍 10 克，炙甘草 5 克，生姜 3 片，大枣 3 枚，制香附 10 克，高良姜 10 克，煨葛根 20 克。嘱服十六剂后诸症而平，继进健脾益气，六君子加味，调理匝月而痊。

按：本案为脾胃虚寒，阳气衰微，当以温中散寒为法，桂枝加葛根汤合良附丸，加强温中散寒止痛之力，而患者素便溏，中州脾土失运久也，故易煨葛根治脾虚气弱，久泻乏力者。《本草逢原》云葛根“轻浮，生则升阳生津，熟用则鼓舞胃气”。取煨葛根鼓舞中阳之气，阴阳之气升降有常，便溏自止矣。

（五）肩背痛案

孔某某，男，62岁，四川绵阳人氏，2002年10月6日初诊。

患者右肩背关节疼痛已有经年，得温则舒，尤以入冬遇寒则酸痛不已，右手不能正常抬举，入睡需衣物捂盖肩部，否则受寒则痛醒，中州无不适，二便自调，苔薄白，脉涩缓。

处方：桂枝15克，白芍10克，炙甘草5克，生姜3片，赤芍10克，大枣3枚，姜黄10克，桑枝30克，制附子（先煎）15克，葛根20克。八剂。

二诊：2002年10月15日，药后冷痛已衰减大半，尤以入睡不需衣被捂盖。效不更方，嘱续进月余而平，近期效果令人满意。

按：本案是寒凝气滞、营卫失和所致，桂枝加葛根汤合桂枝附子汤加味，力挽久疴。陆氏渊雷云：“桂枝附子汤，所以祛风湿、镇疼痛，镇痛虽若治标，然痛止而病竟愈者，所遇多矣。故两方相益彰显，获效甚捷。”《本草撮要》云：“桑枝功专祛风湿拘挛，得桂枝治肩臂痹痛，而姜黄善祛肢臂风湿寒邪，而活血利痹止痛。”可见桑枝、姜黄两药相须为用。

【综述】

桂枝加葛根汤证之“项背强几几”，颈项虽属阳明，但邪未入阳明，此乃邪初入太阳，虽两经各半，仲景于此不言合病，只佐入葛根一味，使邪还达太阳为易也，然不须啜粥。盖葛根为轻扬之物，足以引达阳明之邪，共桂枝汤合而成解肌之功耳。然方中虽有桂枝汤组成，却不须啜粥，时为葛根能生津以助胃气也。陆氏渊雷对本方有所阐发，项背之肌肉神经强急，由于津液不达，津液即营养液也，其来源在消化器官，葛根能摄取消化器官之营养液，而外输于肌肉，故能治项背强急。近代药理研究，葛根具有扩张血管、降血压、改善脑血流及心肌功能作用，值得引起我们重视。当然这是现代药理医学对葛根研究所得出的结论，这只作参考作用，作为中医人如果把这一结论置于中医思维中，那是违背中医辨证论治原则的。在煎服法中，仲景似乎特别强调先煮葛根，但至今煎服不取其法，可见仲景之意有待商讨。张氏令韶云："此病太阳之经俞也，经云：邪入于俞腰脊乃强。项背强者，邪入于俞而经气不舒也。几几者，短羽之鸟欲飞不能之状，乃形容强急之形，欲伸而不能伸，有如几几然也。夫邪之中人始于皮肤，次及于肌络，次及于经俞，邪在于经俞，则经俞实而皮毛虚，故反汗出而恶风也。宜桂枝汤以解肌，加葛根以宣经络之气。"张氏以邪入太阳经俞而经气不舒，加入葛根以宣通经络之气，对桂枝加葛根汤的注释颇为公允平正。

桂枝加附子汤

【方论新解】

桂枝加附子汤是仲景治发汗后，遂漏不止，其人恶风，小便难，四肢微急，难以屈伸的主方。桂枝汤独加一味附子，由此推断出其误汗或汗漏不止所致表阳虚，阳虚则无以卫外，故其人恶风。《医方考》云："其经虚府亦虚，而膀胱之气不化，不化则不出，故小便难，汗多，表之津液，则无以养筋，故四肢微急，难以屈伸，用桂枝汤和在表之营卫，加附子，所以壮在表之元阳。"其中"漏不止"，决不是大汗淋漓，而是指患者不间断地少量出汗，故仲景用"漏"表明其出汗情况。简要归纳，阳虚兼有表证，治疗以扶阳为主兼以解表，使阳气来复，气化津生，则表邪得解，此乃治本之道也。本方适应证当属表阴证，其辨证要点是：桂枝汤证更见恶寒小便难，四肢微急。

【临证实录】

(一) 感冒案

李某某，女，26岁，四川人氏，2003年3月8日初诊。

患者产后一月，气血亏虚，突感外邪。在某医院予抗生素及服中成药银翘片之类，头痛发热等不适之症已除。刻诊：患者全身时有汗出，几乎每日如此，恶风怕冷，神疲倦怠，尤以背部冷如冰侵，面色不华，中州时有冷感，二便尚调，苔薄白，脉浮缓无力。亟以和营止汗，扶阳固表。

处方：桂枝10克，白芍10克，制附子(先煎)15克，炙甘草5克，生姜3片，大枣3枚，浮小麦30克，糯稻根15克。八剂。

二诊：2003年3月17日，药后诸症基本已痊，但偶有汗出，再酌加固涩敛汗之品，以助其效。

处方：桂枝10克，白芍10克，制附子(先煎)10克，乌梅10克，炙甘草5克，生姜3片，大枣3枚，北五味9克，煅龙、牡(先煎)各15克。八剂。

三诊：2003年3月26日，药后诸症霍然，虑其产后气血必亏，续予归脾丸养血健脾以固其效。

按：本案患者产后气血亏虚，防疏不当易感外邪，服发散之药剂后，汗多伤阳，阳虚则卫外不固，而漏汗不止。经云："夺血者无汗。"尤以产后气血亏虚，发汗之剂法当慎用，否则变证蜂起，当在辨证用药的基础上，酌选固涩敛汗之品，正如《景岳全书·汗证》云："收汗止汗之剂，如麻黄根、浮小麦、小黑豆、乌梅、北五味、龙骨、牡蛎之属，皆可随宜择用。"

(二) 漏下案

张某，女，35岁，湖南人氏，2004年5月18日初诊。

患者月经淋漓不断已二月之久，量适中、色淡红质稀，时有心悸不宁，怕风，动则汗出，手足欠温，面色不华，尤以少腹抚之如冰，腰膝酸软，小便清长，大便稍溏，苔薄白，脉细弱。视其前案，多用成药宫血宁及补肾固涩之剂，而效不显。亟以和营温督，固冲止漏。

处方：桂枝10克，白芍10克，炙甘草5克，炮附片(先煎)15克，炮姜6克，乌贼骨15克，艾叶炭10克，鹿角霜(先煎)10克，阿胶珠(冲服)10克。十剂。

二诊：2004年5月29日，自诉服药八剂月经已净，少腹已转温，精神清爽，舌脉同前。效不更方，嘱其再进上方，逾月而康，继以脾肾双补兼固冲任，调理数月而愈。

按：治疗崩漏古有"塞流""澄源""复旧"三法，本案患者素体虚弱，月经淋漓不断，其色淡红、质稀，脉细弱。当辨为血气不充，动则汗出，腰膝酸软，尤以少腹如冰为寒邪客于胞宫，下元不固，桂枝汤和其营卫，附子、鹿角霜温肾阳，暖胞宫、温督脉，以止其漏，阿胶补血养血，乌贼骨、艾叶炭收敛固涩，生姜易炮姜温经止血。诸药相合，各司其属，焉不效乎！尤以鹿角霜始见于《本草品汇精要》，为鹿角熬制鹿角胶后剩余的骨渣，此物补力虽弱，但不滋腻，兼具收敛作用，故善治肾阳不足兼脾胃虚寒、食少便溏，以及妇人子宫虚寒之崩漏、带下等证。此为血肉有情之品，余临证喜用此物，多效验，不可不察也。

(三) 鼻鼽案

王某，男，18岁，台州路桥人氏，2006年6月18日初诊。

患者鼻流清涕已一载，尤以晨起喷嚏连连，鼻痒，清涕为多，偶伴黄涕，西医诊为"过敏性鼻炎"。屡服鼻炎康而效不佳。刻诊：鼻流清涕，鼻痒，前额部时有胀痛，平素恶寒怕冷，面色不华，大便稍溏，苔薄白，脉浮虚。亟以和营扶阳固表。

处方：桂枝10克，白芍10克，附子(先煎)15克，生姜3片，红枣3枚，炙甘草5克，辛夷(布包)10克，白芷10克，苍耳子10克，黄芪40克。八剂。

二诊：2006年6月27日，药后诸症基本已控制，但晨起偶有清涕，予上方伍防风6克，生白术15克，再进十剂。

三诊：2006年7月7日，药后疾已平，予上方改辛夷6克，苍耳子6克，白芷6克，继进匝月乃瘳，续与补脾养肺之剂，以固其效。

按：肺气亏虚，卫气失固，感受寒邪所致，桂枝加附子汤扶阳解表，辛夷、白芷、苍耳子等宣肺通窍，伍入大剂黄芪益气固表，正如《本草汇言》云："黄芪，补肺健脾，实卫敛汗，驱风运毒之药也。"

(四) 膝痛案

陈某，男，45岁，台州三门人氏，2004年8月22日初诊。

患者双侧膝盖酸痛已一载余，伴双下肢怕风，冬季必备护膝以保暖，夏季亦感足膝寒冷，淋雨及受寒后加重，在本地某医院予芬必得及活血止痛之剂，服之无效。刻诊：双膝冷痛，遇寒为甚，得温则舒，中州无不适，二便尚调，苔薄白，脉细。亟以温经散寒，通络止痛。

处方：桂枝10克，赤、白芍各10克，炙甘草5克，当归身15克，细辛5克，川牛膝15克，木瓜15克，生姜3枚，大枣3枚，通草6克。八剂。

二诊：2004年9日1日，药后脚膝酸痛已衰减大半，但双下肢怕冷恶寒未明显减轻，舌脉同前。亟以和营卫，温通经脉，养血散寒。

处方：桂枝10克，白芍10克，炙甘草5克，生姜3片，大枣3枚，川牛膝15克，制川乌(先煎)6克，炮附子(先煎)20克，炮姜6克，鸡血藤30克。十剂。

三诊：2004年9月12日，药后双膝冷痛顿失，自去护膝亦不觉寒冷，上方去制川乌、减附子量为10克，再进二十剂，以固其效。数月后，其子患胃疾来诊，云其父足疾未犯。

按：本案初用温经散寒，养血通脉的当归四逆汤治疗，然酸痛虽缓，但恶寒怕冷症状仍存，复细审病机，外邪乘卫阳之虚客于肌表，郁阻脉络，阳气失温，不养于筋，阴气阻络营卫失和之痹证，当投桂枝加附子汤佐制川乌、炮姜等增强散寒止痛之效，尤以制川乌辛散温通之性。《主治秘要》云："其用有六：除寒一也；去心下坚痞二也；温养脏腑三也；治诸风四也；破聚滞气五也；感寒腹痛六也。"而《长沙药解》亦云："乌头，温燥下行，其性疏利迅速，开通关腠，驱逐寒湿之力甚捷……"但用之须慎，川乌毒性与附子相似而过之，入汤剂应先煎30～60分钟，以减轻其毒性。

【综述】

桂枝加附子汤为仲景治太阳中风兼阳虚证而设的一首方剂。余认为经文中"漏"字是关键词，当先明其义，漏与亡阳则不同，亡阳者，真元大亏，有虚无邪。或以元阳虚脱而见大汗淋漓，四肢厥逆下利等症其当以内寒为重，宜用四逆汤之类，温壮元阳，力挽厥脱，而"漏"是得汗而又为风邪所袭，风邪客表宜有汗出，其性轻扬，故因循走不止也，此虽非亡阳之大脱，然亦太阳中风证兼虚燥矣，表邪客之则恶风，津液外泄而下燥，而小便难，兼卫气外脱而膀胱之气化不利，筋脉无津液以濡养，则四肢微急难以屈伸，此为阳气与阴液两亏，更加风邪缠绵不已，勿用四逆因其干姜之刚燥，再耗其阴液，故用桂枝加附子汤以固表驱风而复阳敛阴也。不过，本方系表阳虚与亡阳之四逆汤证心肾元阳大亏有轻重浅深之别也，临证不可不察也。由此可知，其病证的主要方面是里之不足也，但阴阳之伤，乃本于阳虚汗漏，故其病理的主导方面仍是表阳虚弱，治疗当以扶阳为主兼以解表，使阳气来复，气化津生，则表邪自解矣，此所谓扶阳即所以固表，固表即所以敛汗，敛汗即所以存其津液，既为治本之道，又不失标本兼顾也。清代叶桂称本方治疗阳虚自汗，名曰"救汗汤"。

芍药甘草汤

【方论新解】

芍药甘草汤，仲景用来治疗太阳病误服桂枝汤而使阴阳皆伤，经治疗后，阳虽恢复，但营阴已伤，无以养筋的“脚挛急”证。芍药之酸泄，甘草之甘缓，二者相合，酸甘化阴，意在滋阴养血，柔筋缓急，所以有效地缓解脚挛急。芍药甘草汤，既可治疗伤阳而致的筋挛，又可治疗伤阴而致的筋缓，对于肝阴不足、肝血亏损引起的筋痿证也有一定效验。芍药甘草汤，还能缓解多种腹痛之疾，究其原理《本经》云“其主邪气腹痛，除血痹”。可见芍药有除血痹、散恶血之功。如果腹痛因“血痹”所致，用芍药通顺血脉，使局部血行畅通，腹中急痛自然缓解。后世医家大大扩展了芍药甘草汤的临床运用，如《医学心悟》治腹痛，《朱氏集验方》治足弱无力、行步艰难，《腹证奇览翼》治腹中拘挛、四肢挛急等。总之，本方为育阴舒痉之良剂，更适于阴虚而致挛急者。其适应证当属太阴阳明合病证，其辨证要点是：四肢及胃腹等处挛急疼痛。

【临症实录】

(一) 抽筋案

徐某，男，17岁，台州椒江人氏，2006年10月2日初诊。

患者每晚子时腓肠肌痉挛，常因疼痛而惊醒已有月余，发作频繁，每晚多则数次，少则一次，受寒后尤甚。西医诊为“缺钙”，连服月余钙尔奇D亦未奏效，经人介绍延诊于余。刻诊：精神不振，神疲倦怠，自诉每晚子时足肚抽搐，中州无不适，大便数日一行，苔黄腻，脉弦缓。亟以舒筋祛湿，缓急止痛。

处方：白芍60克，炙甘草15克，川牛膝15克，苍术10克，黄柏10克，薏苡仁20克，木瓜20克，地龙10克，虎杖15克。八剂。

二诊：2006年10月11日，服药六剂后脚挛急未犯，大便已畅，苔薄微黄，脉缓。

处方：白芍30克，炙甘草15克，地龙10克，木瓜15克，川牛膝15克，酸枣仁10克，川芎10克。十剂。

三诊2006年10月22日，药后入夜抽筋近一月未发。效不更方，继以上方善后而痊愈，后随访二载未犯。

按：脚挛急由于阴血不充，取其滋养营血，柔筋缓急，是为常法，本案患者湿热为患，当先祛湿，芍药甘草汤合四妙丸清利湿热而止痛。木瓜酸涩，兼入足厥阴血分，专治筋病，其酸涩之性合甘草酸甘化阴，地龙为息风止痉要药。尤其白芍与甘草原方为1∶1，余运用于临床，白芍与甘草最大比例为6∶1，一般为3∶1，当然这只是个人临床体会，特存为世之有识者鉴焉！

(二) 肌肉酸痛案

忆己丑年，某学生，男，18岁，自一周前，学校运动会参加长跑比赛，以致两侧腓肠肌酸痛不已，坐卧不安，细诊余无不适，苔薄白，脉弦缓。

处方：白芍45克，炙甘草15克。

药后一剂知，二剂已。嗣后如有不适，必求中医，对余曰：中医乃神技也。国医能在未成年人心灵的土壤里埋下永恒种子，实快人心。

(三) 筋痿案

王某，男，42岁，台州三门人氏，2004年6月2日初诊。

患者经年海上作业，突觉双下肢软弱无力已有三月，麻木微肿，无疼痛，小便赤短，中州无不适，苔薄黄腻，脉弦细。亟以通利筋脉，清热利湿。

处方：白芍30克，炙甘草10克，川牛膝15克，黄柏10克，薏苡仁30克，苍术10克，木瓜15克，蚕沙10克，海桐皮15克。十剂。

二诊：2004年6月13日，药后诸症已衰减大半。效不更方，易海桐皮为20克，继进匝月乃康复，嗣用补益肝肾、滋阴清热以固其效。

按：本案患者为久处湿地作业，湿热浸淫经脉，营卫运行受遏，郁遏生热，筋脉肌肉失去濡养而弛纵不收，下肢无力之“筋痿”。正如《素问·痿论》篇云：“有渐于湿，以水为事，若有所留，居处相湿。肌肉濡渍，痹而不仁，发为肉痿。”芍药甘草汤合四妙散加味，药证相符，故起效甚捷。尤以海桐皮，余擅用于治疗湿热下注病证，每获良效，《海药本草》云：“味苦，温，无毒，主腰脚不遂，顽痹腿膝疼痛……”

（四）胃脘痛案

任某，女，46岁，湖南人氏，2006年8月3日初诊。

患者在台州务工多年，患胃疾已二载之久，近因与人争吵后，中脘疼痛一周。刻诊：中州胀痛，痛连两胁，嗳气频，得矢气则舒，大便数日一行，苔薄白，脉弦。亟以疏肝理气止痛。

处方：白芍30克，炙甘草10克，柴胡7克，枳实10克，制香附15克，佛手10克，川芎6克，延胡索12克，木香（后下）10克，白蒺藜15克。八剂。

二诊：2006年8月12日，药后中脘胀痛顿失，嗣用健脾化痰理气之六君子汤加味，以善其后。

按：本案为肝郁气滞胃脘痛，实取景岳柴胡疏肝散之意，方中芍药与甘草剂量原方为1∶1，近贤伤寒家刘渡舟先生经验，芍药与甘草比例应为2∶1。综览历代医案，白芍剂量大小不等，多则达120克之多，余常用20～30克治疗胃脘痛，取效甚捷。“绍派伤寒”代表医家胡宝书先生云“用生白芍配生甘草，取其酸甘缓急，治六腑之痛最良”，实为经验之谈。但运用必须结合临床，灵活权变，而不致拘泥。

（五）石淋案（肾结石）

徐某，男，42岁，台州温岭人氏，2007年5月6日初诊。

患者突然腰痛已半月之余，以右侧为甚，溲短涩，平素腰膝酸软，中州无不适，苔薄白，脉弦缓。B超示：左肾输尿管下段结石数粒。

处方：赤、白芍各30克，炙甘草10克，鸡内金10克，海金沙15克，金钱草15克，郁金10克，川牛膝15克，炒杜仲15克，狗脊20克。三十剂。

二诊：2007年6月10日，药后诸症已平，医院复查B超示：两肾正常，未见结石光团。嗣用滋补肝肾法善其后。

按：泌尿系结石在中医学中属“石淋”范畴，其病位在肾和膀胱，与肝脾有关。《丹溪心法》云：“诸淋所发，皆肾虚而膀胱湿热也。”肾虚则膀胱气化不利，湿热蕴结下焦，尿液受其煎熬，浊质沉淀凝结，日久渐结成石。结石形成与漫长发展过程中，余纵观多年临床验证，认为湿热血瘀当为泌尿系结石的主要病机。芍药甘草汤合四金散治疗肾结石临床屡见奇效，余随恩师陈瑞春教授侍诊时，先生每与此方治疗此疾，疗效肯定，究其原理，一则芍药甘草汤解痉缓急，二则四金散化坚消石，二方合用随症加味，相益彰显。本疾应及时治疗，若迁延日久不愈，或反复发作，热郁伤阴，湿遏阳气，阴伤及气，导致脾肾两虚，膀胱气化无权，浊邪壅塞，亦现癃闭、关格等危候。

(六) 膝关节疼痛案

徐某，男，18岁，学生，台州椒江人氏，2009年8月2日初诊。

患者右侧膝关节疼痛已半载有余，微肿，行走时酸痛不已，抚之亦有微热。西医诊为“滑膜性关节炎”。已施行抽液手术两次，术后无效，服中药近月余，亦无良效，经人介绍延诊于余。刻诊：右膝关节红肿疼痛，麻酸不已，中州无不适，二便自调，苔薄白，脉弦紧。

处方：白芍40克，炙甘草10克，川牛膝15克，木瓜15克，当归15克，桃仁10克，红花10克，地龙10克，伸筋草15克，生没药10克，薏苡仁30克，苍术10克，赤芍15克。十六剂后霍然，随访三载未犯。

按：本案患者膝关节酸痛已半载有余，虑其病程久长，久病多瘀，而致血脉瘀滞不利，投芍药甘草汤合四妙散佐入活血化瘀通络之品，取效甚捷。患者虽年少，每次患病，余投中药覆杯而愈，故慕任中医。自从西风东渐，中医之路曲折多难，名曰中西并存，实乃以西医为主流医学占主导地位。半个世纪中西口舌之争，徒而无益，而疗效是硬道理。

【综述】

芍药甘草汤在《伤寒论》中用来治疗“脚挛急”，本方组合精简不繁，却具有酸甘化阴之妙，有柔肝和脾、滋阴养血、缓解筋脉拘急之能。关于方中的芍药应有赤、白之分，《本草求真》云："白芍有敛阴益营之力，赤则散邪行血之意，白能于土中泻木，赤则能血中治滞。"临床传统用药习惯，白芍多用于虚证，取其土中泻木，柔肝缓急。赤芍多用于实证，血热、血瘀之证用之为佳。《绛雪园古方选注》明确指出此亦桂枝汤之变……今里气不和，阴气欲亡，自当用白芍补营，佐以甘草，酸甘化阴止烦。观其去姜、枣，恐生姜散表，大枣泄营，是用白芍无疑。当然临床具体情况具体分析，应灵活运用，不可拘泥之，治疗某些瘀滞疾患，余常取赤、白芍同用，滋阴养血，行瘀通络之意。现代研究证明，本方对于平滑肌、横纹肌的挛急，不管是中枢性的，或是末梢性的均有镇静作用，而对于深在平滑肌性脏器，如肠、胃、胆囊、输卵管、子宫、膀胱等，都能解其挛急，制止其痉痛，人身之筋脉强壮有力，伸屈灵活自如，都要依靠阳气之温煦，阴血之濡养，如果气血失调，筋脉失其温养，则产生多种病疾，阴液耗伤，筋脉失濡，均可致筋脉枯槁，而发生挛急之证，亦可导致筋缓而松弛无力，不任使用，凡属此病理机制范围的都概以本方加味，和血养阴，濡养筋脉为法，均可获效也。张氏锡纯说得好："药之能健脾胃者多不能滋阴分，能滋阴分者多不能健脾胃。方中芍药与甘草同用，取其苦味与甘草相合，有甘苦化阴之妙，故能滋阴分，取其酸味与甘草相合，有甲己化土之妙，故能益脾胃。此皆取其化土之性，以为用也。"

理　中　汤

【方论新解】

理中汤别名人参汤，由人参、干姜、炙甘草、白术各等份组成。本方为温中健脾的代表方剂，功能振奋脾阳、助运化，擅治脾胃虚寒所致的吐泻胀痛等疾。盖脾胃居中州，职司运化，若脾阳素虚，过食生冷，寒湿内侵，致脾阳受遏，清气不升，浊气不降，升降失调而致上吐下泻，寒邪内盛，阳气不伸则为腹满而痛。方中干姜散胃中之寒为君药，邪去则自复。人参益中宫之气为辅药，正复则邪易除。脾恶湿，急食苦以燥之，故佐以苦温之白术培脾土之虚。脾欲缓，急食甘以缓之，故以甘草缓三焦之急，并调和诸药。四物相协，则使中焦得温，寒邪去而腹痛自除，中宫得运，气机升降有序则吐泻亦止矣。后世医家在本方的基础上加减衍化多种温中散寒方剂，如本方加附子，名附子理中汤，治阳虚较甚，下利不止，手足不温，脉微等症；加枳实、茯苓，名枳实理中汤，治阳虚气滞饮停之脘腹痞满，纳呆多痰等症；加丁香、白蔻仁，名丁蔻理中丸，治中阳虚衰之脘腹胀痛，呕吐、反胃、呃逆等症；加乌梅、川椒，名理中安蛔汤，治胃寒蛔动之脘腹疼痛；加半夏、茯苓，名理中化痰丸，治中焦虚寒之痰饮咳嗽；加橘红、青皮，名治中汤，治脾虚食滞之腹满吐泻；加黄连，名连理汤，治中焦寒热错杂，腹泻、呕吐酸水等；治寒湿下注而腰痛肢重者加苍术、附子，名苍附理中汤；治湿邪蕴郁，小便不利者加茯苓、泽泻，名曰苓泽理中汤。灵活化裁，每可取效，足见本方用途之广。《伤寒论》中改理中汤为理中丸一法，功用虽同，但其服法值得注意。服用理中丸治疗太阴虚寒下利证，一定要遵循“日三四、夜二服，腹中未热，益至三四丸”的服药方法。今人尤以青少年喜食冰制之品，导致寒凉伤中者不少，每每服用理中丸，一日不过三丸，设若无效，则谓理中丸无效，而不知其服药不得法之故也。所以，其服法值得引起注意。本方适应证当属太阴病证，其辨证要点是：心下痞，大便溏泻或小便量少。

【临证实录】

(一) 脾虚唾涎沫案

张某，男，38岁，台州三门人氏，2002年4月2日初诊。

患者就诊前一直不停往窗外吐涎沫。刻诊：中脘及下腹部自觉有冷感，尤以见风及空调则不舒，中州无胀痛，但时时泛恶，口淡，口干而不欲饮，口中清水甚多，喜唾涎沫，尤以晨起刷牙之际泛恶甚，小便清长，大便时溏，苔薄白，质淡，脉濡弱。亟以温中祛寒。

处方：党参10克，炒白术15克，炙甘草3克，制半夏10克，干姜10克，制附子(先煎)15克，吴茱萸6克。八剂。

二诊：2002年4月11日，药后喜吐涎沫已衰减大半，泛恶亦止，中下腹部明显已转温，舌脉同前，上方去吴茱萸，继恪守两月，疾果霍然。

按：脾主运化，脾胃虚寒则津液不能输布，寒饮不化，以致胸上有寒，时时吐涎沫，此为久病中阳不振，脾胃虚寒之证，尤以不时吐涎沫，《伤寒论》谓："大病差后，喜唾，久不了了，胸上有寒，当以丸药温之，宜理中丸。"已有明证，故投理中丸加味，则寒去饮化涎沫自止，脾运得健则呕亦止。《景岳全书·呕吐》云："呕吐一证，最当详辨虚实，实者有邪，去其邪则愈；虚者无邪，则全由胃气之虚也……所谓虚者，或其本无内伤又无外感，而常为呕吐者，此既无邪，必胃虚也。"

(二) 入睡涎涌案

陈某，女，52岁，台州大陈岛人氏，2004年5月7日初诊。

患者每晚入睡后有大量涎沫从口中涌出，而致惊醒已二载有余。白昼间无事，入夜一旦睡后则涎沫涌出，醒后则可自止，涎沫湿透睡枕，夜寐不安，甚为苦恼。西医诊为"植物神经功能失调"，却苦无药物治疗，只予维生素等，中药已进半年罔效，经人介绍延诊于余，平素微呕，中州无胀痛，大便稍溏，苔薄白，脉细弱。

处方：党参15克，炒白术15克，炙甘草5克，干姜10克，制附子(先煎)20克。十剂。

二诊：2004年5月18日，药后其效甚微，余心中颇为惶惶之际，忽思《伤寒论》中桂枝加桂汤，加重桂枝用量为平冲降逆作用，不妨借用之，舌脉同前。

处方：桂枝20克，党参10克，炒白术15克，炙甘草5克，干姜10克，制半夏10克，吴茱萸10克，益智仁10克。十剂。

三诊：2004年6月8日，药后近一周入睡平稳，涎涌未作，患者欣喜之情难以名状。效不更方，嘱其再进三月而瘳。

按：本案初诊治法看似丝丝入扣，然非应手辄效，乃细察其因，重审病机，初诊无效，后加桂枝一味，却能力挽狂澜，一味桂枝能左右全局，疾之顺逆。《本经》云"主上气咳逆"，已明桂枝有降冲作用。《伤寒类方》亦云："重加桂枝，不特御寒，且制肾气，又药味重则能达下。"方中益智仁，辛温，归脾肾经，久病脾肾二亏。《本草拾遗》云："止呕哕……补不足，安三焦，调诸气。"诸药各司其职，取效甚捷，正所谓"医者，意也"。为医者，不穷源灵兰圣典，抉幽明微，犹如无根之木，无水之源，焉能治哉！

（三）腹泻案

王某，女，41岁，四川内江人氏，2001年4月3日初诊。

患者素体虚弱，平素恶寒怕冷，稍进难消之物或油腻之品则腹泻数次。刻诊：便溏已二次，脘腹胀闷不舒，泻夹难消化之物，食饮不佳，面色少华，肢倦乏力，肚腹怕风，舌淡苔白，脉细弱。亟以温中散寒，健脾止泻。

处方：党参10克，炒白术12克，干姜10克，炙甘草5克，焦神曲10克，枳实10克，云木香(后下)10克。八剂。

二诊：2001年4月12日，药后腹泻腹痛已衰减，精神倍增，饮食增，苔薄白，脉缓有力。亟以健脾益气。

处方：党参10克，炒白术12克，茯苓15克，炙甘草5克，陈皮10克，神曲10克，谷、麦芽各15克，云木香(后下)10克。二十剂。

三诊：2001年5月3日，药后经年之旧疾已痊，嗣后遂停汤剂，继以理中丸以固其效。

按：本案泄泻实由中焦虚寒所致，脾阳不振，运化失职，理中汤温中止泻为首选方剂。《柳选四家医案·继志堂医案》云:“飧泄不由乎胃滞,即系乎阳弱。”正如《素问》云:“清气在下,则生飧泄。”当投理中汤加味,余每遇此疾,于方中必伍入木香。《本草衍义》云,“木香专泄,决胸腹间滞塞冷气”,尤善行脾胃之气滞为行气止痛要药。脾胃虚寒之泄泻症,急则先止泻,缓则应予平补之剂,如四君子、六君子、异功散之类嗣后调养,使其气血生化有其源,以善其后。

(四) 胃脘痛案

孔某,男,48岁,台州椒江人氏,2006年3月7日初诊。

患者胃脘疼痛已半月余,痛时喜按,饥则较甚,得食痛减,纳差,神疲倦怠,面如菜色,大便溏薄,苔薄白,脉细弱。亟以温中散寒止痛。

处方:党参10克,炒白术20克,炙甘草5克,干姜10克,高良姜6克,制香附10克,云木香(后下)10克,炒谷、麦芽各15克。八剂。

二诊:2006年3月16日,药后中脘疼痛已解,上方易白术为12克,继进十剂而痊,嗣后以香砂六君子以善其后。

按:胃脘虚寒疼痛,日久病深,一旦受寒或食饮不慎胃疾必犯,本案投理中汤合良附丸加味,服之既效,可见辨证得法。对于白术,中病即止。余用此味,每记“术满中宫”之庭训,凡胸痞脘闷者,临证当慎之。

(五) 口腔溃疡案

何某某,男,32岁,台州临海人氏,2001年5月4日初诊。

患者口疮反复发作已有半载,此次食辛辣之品又犯,进热食则疼痛不堪,右侧口腔黏膜处见多处溃烂,周围黏膜色淡不红,视览病历,患者进用导赤散加味及牛黄解毒片等,其效甚微。刻诊:口腔溃疡处疼痛,中州时时呕恶,食纳不振,询其溲清长而不黄,大便微溏,苔薄白,舌质淡,脉细缓。

处方:党参10克,炒白术15克,干姜10克,炙甘草5克,肉桂(后下)15克。八剂。

患者拿药后面露难色,问曰:如此几味,效乎?对曰:用药如用兵,非多多益善也,见其怏怏而去。

二诊：2001年5月13日，药后患者复至，甚为高兴，且云：区区几味草药而愈我缠绵之疾，中医真神啊！效不更方，续进二十余剂而痊。

按：口疮一证，颇似《金匮要略》中狐惑病，临床上多数认为此疾一般都为实证，如心火亢盛等等，本案口疮溃疡周围无红肿，其色淡而不红，其小便清长，断无实证可言，缘为中州阳气不振，蒸腾运化无权，当选用理中汤，温中健脾，佐一味肉桂，犹如引火归元之意。《本草害利》云："肉桂甘辛大热大温，气厚纯阳……益阳消阴，平肝、降气，引火归元，益火救元阳，温中扶脾胃……"《丹溪心法》亦云："口疮服凉药不愈者，因中焦土虚，且不能食，相火冲上无制，用理中汤。人参、白术、甘草补土之虚，干姜散火之标，甚则加附子。"可见临证之要在于识证，识证之要在于辨证。

【综述】

理中丸(汤)为太阴病之主剂，是一首温补方剂，太阴虚寒证，或因食饮生冷内伤中阳，或寒湿邪气直中太阴，脾阳不振，中土不运，则寒湿凝滞，所以脾阳不振，而寒湿盛为太阴虚寒一大特征。理中汤既可温补太阴脾阳，又能散中宫寒湿，然土为万物之本，理中汤能奏脾阳恢复，寒湿祛除，运化有权，升降相济，诸疾自愈也。对于方中主药，历代医家众说纷云，李氏东垣认为以干姜为主药，而成氏无已认为以人参为主药，余偏向于李氏论说，其因为脾阳虚易生内寒，干姜为温脾猛将，温经逐寒，开胃扶脾，而人参功重于补脾，益肺中元气，其温脾之力亦逊于干姜。仲景定名理中丸，"理中"者，是乃调理中焦之阳气，实以燮理之功予中宫之阳气也。猎及古今方书多将此方纳入温里剂中，可见必有其理也。运用本方应注意，若脾胃实热，或阴虚之证当慎之。其服药之法，"服汤后，如食顷，饮热粥一升许，微自温，勿发揭衣被"，这与服桂枝汤后饮热粥，同中有异，桂枝汤后饮热粥，助药力以散外邪，理中汤后饮热粥助药力以温中宫，这些细节问题应引起注意。本方主治病证的病位在于中焦脾胃，中焦病证大体概括为上吐、下泻、中疼，而理中丸主治中焦虚寒证，其表现也是上、中、下三点。在上：呕吐，或呕清水，或嗳气吐酸，或多唾，或小儿流涎，胃纳不振，口不渴，或渴不多饮，喜温喜热饮。在中：中脘冷痛或隐痛，其痛绵绵，时作时止，喜温喜按，或脘腹痞满，按之腹软。在下：大便溏薄，尤以食生冷或难消之物后多腹泻加重。此外,大多伴有全身症状,如畏寒喜卧,精神倦乏,肢冷短气,苔薄白或水滑苔,舌体胖大或边有齿痕,脉多沉细。本方对于治疗中焦虚寒证,还是脾阳不足之失血证,单独选用本方,其力量较薄,临证可灵活组方加味以增其效。后世医家在本方的基础上加减变化衍伸多种各类温中散寒方剂,以广临床使用,足见本方用法甚广也。

桂枝加厚朴杏子汤

【方论新解】

《伤寒论》有两条论述桂枝加厚朴杏子汤，其分别为喘家，作桂枝汤加厚朴、杏子佳(18条)；太阳病，下之微喘者，表未解故也，桂枝加厚朴杏子汤主之(43条)。细观以上两条原文，从中可知其病机、证候治法，用方等均无多大差异，但亦存在病因，病史方面的差异。再作深入分析，第18条系素患喘证，新感外邪引发旧疾，表里同病，病程久长，以方测证系风寒迫肺，肺寒气逆，宣降失常而作喘。从桂枝汤加厚朴杏子佳条文中，这一"佳"字，透露出使用本方不可根治其喘痼疾的信息，可见仲景用词贴切到位，恰到好处；而43条为太阳病误下，外邪内迫于肺而表里同病，病程短，其病机为风寒束表，肺寒气逆，宣降失常，证属太阳中风兼肺寒气逆。方中桂枝汤解肌祛风，调和营卫；制川朴，辛、苦，化湿导滞，行气平喘。苦杏仁味苦性温，止咳定喘。

《伤寒来苏集》云："夫喘为麻黄症，方中治喘者，功在杏仁，桂枝本不治喘，此因妄下后，表虽不解，腠理已疏，则不当用麻黄而宜桂枝矣，所以宜桂枝者，以其中有芍药之敛也，但加杏仁，则喘虽微，恐不胜任，必加厚朴之辛温，佐桂以解肌，佐杏仁以降气，故凡喘家不当用麻黄汤，而作桂枝汤者，加厚朴杏仁为佳法矣。"

总之，本方标本兼顾，解表散邪，宣畅气机，既可治太阳病误下引发喘证，亦可疗新感宿喘。其适应证当属太阳太阴合病证，其辨证要点是：咳喘且见桂枝汤方证。

【临证实录】

(一) 产后外感案

陈某,女,27岁,台州椒江人氏,2002年6月3日初诊。

患者产后一月,不慎起居,而患外感。刻诊:咳嗽不已,咳声清脆,痰色白稀,恶寒汗出,鼻塞嗌塞,无发热、咽痛,苔白,脉浮细。亟以调和营卫,解肌止咳。

处方:桂枝10克,白芍10克,炙甘草5克,生姜10克,大枣10枚,制厚朴7克,苦杏仁10克,桔梗10克。三剂霍然。

按:本案患者产后气血易亏,起居不慎易引起外邪客体,无咽候肿痛,脉虚浮,知风寒之邪尚未化热,宜投桂枝汤调和营卫,佐制川朴、苦杏仁降气止咳。虑其新产后津伤液亏,故酌减制厚朴用量,制厚朴虽为温中下气之要药,然其温燥,究非补品,实证相宜,虚证则悖。清代叶桂云"多用则破气,少用则通阳"。尤方中桔梗,辛开苦泄,善开肺气而利咽祛痰,诚诸药之舟楫,肺经之引药也。经云"肺主皮毛",诚然,故开肺气、宣化透达之举,可以逐邪外出也。诸药各司其职,焉不效乎!

(二) 咳喘案

尚某某,男,52岁,湖南凤凰人氏,2005年3月12日初诊。

患者素患哮喘之疾已十余载,因劳作后,宽衣纳凉患外感。刻诊:咳嗽,气喘胸闷,痰白微黄,无咽痛,不时汗出,形寒怕冷,纳少神疲,腰膝酸软,口中和,二便尚调,苔薄白微腻,脉浮滑。此乃风邪伤表触引宿疾。

处方:桂枝10克,白芍10克,炙甘草5克,生姜10克,大枣10枚,制厚朴10克,苦杏仁10克,紫苏子15克,白前10克,瓜蒌皮10克。八剂。

二诊:2005年3月21日,药后诸症悉平,根据"急则治其标,缓则治其本"的原则,嗣用补肾纳气之法以图久效。

按:患者素有哮喘病史,因不慎劳作而风邪客表,时汗出,形寒怕冷知其表邪未解,喘咳,痰色白,脉浮滑,知其表邪尚未入里化热,故投桂枝加厚朴、杏子汤解表祛风,下气平喘,瓜蒌皮开胸化痰,紫苏子、白前化痰利气。哮喘辨证总属邪实正亏，发作时以邪实为主，未发时以正虚为主，发作时攻邪治标，去痰利气，寒痰宜温化宣肺，热痰当清化肃肺，若发作时正虚邪实者，亦当兼顾，不可一味泥于攻邪，未发时当以扶正治本，偏阳虚者予温补，偏阴亏者予滋阴，根据临床灵活采用补肺、益肾、健脾等法，以图久远。

（三）盗汗案

王某，女，32岁，湖北荆州人氏，2002年5月2日初诊。

患者自诉入睡醒后汗出湿衣一周余。刻诊：夜寐盗汗，咳嗽咽痒，痰色白，鼻塞，时时怕风，倦怠乏力，面色不华，双下肢酸软，二便尚调，苔薄白，脉浮细。

处方：桂枝10克，白芍10克，炙甘草5克，生姜10克，制厚朴10克，大枣10枚，苦杏仁10克。六剂。后携其子疗胃疾时，询其盗汗，三啜而瘳。

按：本案患者虽以盗汗为主诉，若不审证求因，予收敛之剂，必成关门留寇之患，患者素体虚弱，外邪留恋不解，以致营卫不和，荣血漏泄，当投桂枝加杏仁、厚朴汤调其营卫、降气止咳，外邪去而汗自止矣。用药精当，取效敏捷。正如《类证治裁》云："司命之难也在识证，识证之难也在辨证，辨证不明，酿成孟浪之举，必变证蜂起。"

【综述】

桂枝加厚朴、杏仁汤，用桂枝汤解肌散邪，加杏仁宣肺降气，厚朴下气消痰，合之共奏解肌祛风、降气平喘之效。《伤寒论新注》云："素有哮喘病之人，其肺之气管多为痰阻，偶有感冒，即引起旧病共作。桂枝只治其新症，不能已旧疾之喘，因加厚朴、杏子于桂枝汤中，兼平其喘。"新感引动旧病，临床屡见不鲜，比如在临床上防治慢性气管炎中，时常发现患者因新感触动诱发旧疾，所以慢性气管炎急性发作，凡其病机得宜，速投此方，必获良效。运用此方应注意与其他不同类型证情相鉴别，如表寒外束，肺热内蕴的麻杏石甘汤，外有风寒，内有水饮的小青龙汤证，虽有发热、恶风寒、喘息等证候，其病因病机各有异同，值得去辨微细审，本方应用，必须具桂枝汤证兼喘息者，方为对证，倘若患者虽为外感风寒所致，或新感引动宿喘，但症见脉浮紧、无汗或内有水饮，或邪已化热之表实证均非本方所宜。《素问·至真要大论》云："从外之内而盛于内者，先治其外，后调其内。"本方证系喘由于太阳中风引发，当是从外于内，而喘证明显，当是盛于内，故以治表为主，用桂枝汤解外为主，加厚朴、杏仁以降逆下气为佳。仲景不云"主之"而语以"佳"字，更透出本方不可根治其喘之痼疾。总之，只要临床表现为咳嗽，喘息，痰多，发热，恶风，汗出，头痛，纳呆，胸胁胀满，神疲乏力，大便不调，舌质淡白，脉浮缓或浮滑，其证属于营卫不调，肺胃失降之病机者，然其咳嗽喘是必具之症，皆可酌情运用。

当归四逆汤

【方论新解】

当归四逆汤是治疗厥阴血虚寒凝证的主方，厥阴属肝，肝体阴而用阳，主藏血，所以肝虚者多以血虚为主。血虚则失其温煦之能，因而寒邪凝滞，气血被遏，气机不利，血行不畅，四末失于温养以致手足厥寒、麻木，甚至青紫乌黑。本证大都为平素营血不足，外受寒邪，气血运行不畅所致，故脉见细欲绝；心主血脉，故舌质淡；寒邪内客伤阳，故手足及局部冷痛，苔白滑。当归四逆汤由桂枝汤去生姜，倍大枣，加当归、细辛、通草组成。当归辛温养血和血，是养肝血之要药；辅以桂枝温经通阳、芍药益阴和营，芍药合当归以资中州之血气，芍药配桂枝，内疏厥阴、外和营卫，佐细辛、通草温经脉，畅血行，大枣合甘草补益脾胃调其生化之源。当归四逆汤去生姜而不用，后世医家都从其说，因其阴血虚微，恐姜附重竭其阴。《伤寒溯源集·厥阴篇》云："不谓方名虽曰四逆，而方中并无姜附，不知何以挽回阳气……如下文内有久寒者，但加吴茱萸、生姜而不及干姜、附子，则知为前方已有之物矣。岂仲景制方，治极阴最寒之证，独遗此二物耶！是以不能无疑也。恐是年历久远，散失遗之，讹舛于后人之手，未可知也。不然，何汤名四逆，而药物与四逆迥异耶！钱氏注言，不人云亦云，是为见道之语也！"先师陈瑞春教授生前曾云："当归四逆汤中应有生姜一物，是情理之中的事，毋庸置疑。"余师其意，每于临证，若遇此证必伍入生姜，其效显著，方中通草与木通历代颇存争议，余以为用通草为宜。《得配本草》称其能使经络流行，营卫通畅，能开厥阴之关也。《本经》亦云其能通九窍血脉关节，通草入血分而破其阻塞者治之。而木通多用则泄人元气，宜慎之。总之，本方为治经脉血虚寒凝要方也！当归四逆汤适用于太阳太阴合病证，其辨证要点是：手足寒表虚而里寒不甚。

【临证实录】

(一) 乌手症案

张某，男，52岁，台州温岭石塘人氏，2009年5月3日初诊。

患者双上肢手背及指梢呈暗紫色已一载余，伴有时时麻痛绷紧，遇寒及冷水时双手紫黑严重，摸之则不温，平素身体怕冷，中州无不适，二便尚调，苔薄白，脉细。曾用中西医治疗无效，经人介绍而延诊于余。亟以温经养血，散寒通络。

处方：全当归30克，桂枝10克，赤、白芍各10克，细辛5克，通草5克，生姜3片，大枣3枚，吴茱萸5克，炙甘草5克，桑枝30克。八剂。

二诊：2009年5月12日，药后手指麻痛大减，手冷亦较前好转，中州无不适，舌脉同前，予上方再加减出入。

处方：全当归10克，桂枝10克，赤、白芍各10克，细辛6克，炙甘草5克，生姜3片，大枣3枚，吴茱萸5克，黄芪40克，党参15克，桑枝30克。二十剂。

三诊：2009年6月3日，药后双上肢不适感顿失，视之其色亦近常色，患者甚为欣喜，连呼继续服药。效不更方，继进上方近二月，病果霍然。

按：乌鼻、乌嘴症临床较为常见，而乌手症不常见，本案中医诊为"寒厥"，病机为血虚寒凝，其与西医所谓"雷诺症"颇为相似，故投温经散寒的当归四逆汤加味取效甚捷。方中余用全当归，活血和血，实为血虚之要药也，其可一药三用，《本草纲目·卷十四·当归》引李杲语，谓当归"头，止血而上行；身，养血而中守；梢，破血而下流；全，活血而不走"。传统认为，补血宜用当归身，破血宜用当归尾，和血宜用全当归。据现代药理分析报道，对当归不同部位进行化学成分检测分析，未能提供证明将当归分为头、身、尾使用的科学依据，余思，国医乃哲学范畴，现代科学可能缺乏解释其哲学的手段，益叹古圣取义之精也。此物入心经而养血，入肝经而藏血，入脾经而统血。鉴于气为血帅，本案二诊时，余用当归配参、芪以使补血之力更强。本案诊治过程中，桑枝从未弃用，因本品苦平偏凉，能祛风湿、通经络、达四肢、利关节等，而桑枝、桂枝二药尤多用于上肢疾患，相须为用也。

（二）痛经案

王某某，女，20岁，学生，台州三门人氏，2001年5月10日初诊。

患者每次经期或经后必少腹疼痛已二载有余，经期则痛甚，得温亦痛减，经量少，经色瘀暗有块，平素身畏冷，少腹常觉不温，前医投用温经汤及四物汤等其效不佳。刻诊：少腹冷痛较剧，喜温喜按，四肢清冷，面色不华，神疲倦怠，经量少，色淡红，有瘀块，苔薄白质淡，脉沉细迟。证属血虚寒凝胞宫。

处方：当归15克，桂枝10克，白芍10克，细辛5克，通草5克，生姜3片，大枣3枚，炙甘草5克，吴茱萸5克，艾叶炭10克，台乌药10克，小茴香8克，肉桂（后下）10克，益母草15克。二十剂。

二诊：2001年6月1日，药后腹痛大减，四肢转温，精神已振，月经畅，色鲜红，块少，苔薄白，脉细。效不更方，继进二个月经周期而痊。

按：痛经为临床常见疾病，其有虚实之分，实证痛经多为气滞血瘀，偏于气滞常用琥珀散；偏于血瘀者，常用少腹逐瘀汤。寒性痛经，宜温经散寒，常投《金匮》温经汤，热性痛经常使丹栀逍遥散加味。虚证痛经多为血气亏损，宜黄芪建中汤；偏血虚者宜当归建中汤；气血两虚者，宜圣愈汤。本案患者以少腹冷痛，四肢欠温，可知其营血内亏，寒滞经脉胞宫之故，其治可遵《伤寒论》若其人内有久寒者，宜当归四逆加吴萸生姜汤，复伍入肉桂、艾炭、台乌、小茴香等加强温经散寒、暖宫化瘀调经之效，尤以肉桂辛热纯阳，能散血分之寒，温经通脉，若遇血分有寒，运行失畅，致月经失调，经闭，痛经以及产后瘀滞腹痛等证，均可伍入活血化瘀药中增其效也。

（三）冻疮案

陈某，女，22岁，台州学院学生，广西人氏，2003年12月6日初诊。

患者两手背及足小趾处患冻疮已有二载余，每至冬季必发。刻诊：两手背及足小趾冻疮红肿瘙痒，遇热水则痒痛难忍，手足麻痹，素体怕冷，每次月经先期，量少，色淡红，无血块，视之面色少华，神疲倦怠，二便尚调，苔薄白，脉微细。

处方：当归15克，桂枝10克，细辛5克，通草6克，炙甘草5克，白芍10克，生姜10克，大枣10枚，鸡血藤30克。八剂。

二诊：2003年12月14日，药后手足怕冷好转，冻疮红肿瘙痒已衰减大半，苔薄白，脉缓。效不更方，仍宗前法，继以恪守数月，迨至越年入冬亦无复发。

按：本案冻疮属于血虚寒凝所致，气血两亏，故每次月信提前，其色淡红，投当归四逆汤加味温经散寒，尤一味鸡血藤，养血通络。《饮片新参》云："去瘀血，生新血，流利经脉……"但其用量重而亦能显效，余通过多年临床观察，本方治疗冻疮而在瘙痒时服药，其效较著，而起疮溃疡，其效则不显。临证则随机灵动，往往在方中伍入金银花、连翘、大青叶、蒲公英等清热解毒之品，尤以连翘为"疮家圣药"，不可缺任，运用清热解毒之品时，勿忘"中病即止"之训，因苦寒之性易败土气，胃气耗伐，则变证蜂起。

（四）风疹案

徐某，男，18岁，台州椒江人氏，2006年9月11日初诊。

患者得风疹已月余。刻诊：四肢布满形态各异风团，色红、按之退色，奇痒难忍，风团时隐时现，微恶风，手足怕冷，中州时有胀闷，苔薄白，脉细缓。亟以疏风养血，清热除湿。

处方：荆芥9克，防风9克，连翘10克，金银花15克，蝉蜕10克，苍术10克，生地黄20克，木通5克，生甘草3克，知母10克，生石膏（先煎）30克。八剂。

二诊：2006年9月19日，自诉药后中州不适，稍便溏，疗效不显，视之风疹以手足部位尤甚，色淡红，遇热则缓，苔薄白，脉细迟。亟以养血祛风，温经散寒为法。

处方：当归15克，桂枝10克，白芍10克，细辛3克，通草5克，炙甘草5克，生姜3片，大枣3枚，白鲜皮10克，神曲10克，谷、麦芽各10克。八剂。

三诊：2006年9月28日，药后风疹团块已衰减大半，二便尚调，中州无不适。效不更方，继进匝月乃痊，嗣用培土祛风，续与调补，以固其效。

按：本案初诊予消风散加味，然其苦寒之剂伤其胃气，以致中州胀痛、便泄。患者素体虚寒，当投当归四逆汤加味入手而效。临床可见着重抓住其病因病机，同病异治，异病同治，有的放矢，投之则效。治疗此疾时，宜忌食辛辣、鱼腥、烟酒、浓茶等，以免影响疗效。

(五) 痹证案

丁某，男，38岁，河南人氏，2010年8月25日初诊。

患者前岁患坐骨神经痛已治愈，今岁务工时，因连续搬运重物时而复发。刻诊：右侧臀部放射性疼痛牵引至小腿部已月余，疼痛尤以入夜为甚，行走不便，由其家人扶持而至，直腿抬高试验阳性，中州无不适，苔薄白，脉紧细迟。曾在本市某大医院用中西医治疗而效不显。亟以活血化瘀止痛。

处方：桃仁10克，红花10克，当归尾15克，川芎10克，赤芍15克，川牛膝15克，地龙10克，丹参15克，生乳、没各10克，生甘草3克。十剂。

二诊：2010年9月6日，其妻代诊诉其药后疼痛已缓，患处怕冷，尤患处放置热水袋之物则舒，舌脉同前。亟以温经散寒，养血通脉止痛。

处方：当归15克，桂枝10克，赤、白芍各10克，生姜5片，大枣5枚，生乳、没各10克，细辛3克，通草5克，炙甘草5克，制川乌(先煎)10克。十六剂。

三诊：2010年9月22日，药后诸症已蠲，已能起榻行走。效不更方，嘱再恪守半月以固其效。

按：本案患者右侧腰腿疼痛月余，尤入夜为甚，辨为瘀血凝滞无疑，速投活络效灵丹合桃红四物汤加味，未达其效，是必有因，其妻云其患处怕冷，得温则舒，一言之中改变辨证思维，用药方式。改投当归四逆汤加味而痊。可见临床识证，见微知著，洞悉病机，乃活人之要也。余治疗瘀血痹痛时，尤喜用乳、没二药相须为用，以多年临床用药经验认为此二味须生用为妥，其因有三：① 乳、没二药为进口橄榄科植物的胶树脂，其中掺和大量树皮和败枝而影响疗效，必须弃去无效的树皮。② 乳、没二药因炮制后大量树皮掺和其中，一团漆黑不易分辨，实乃掩耳盗铃也。③ 现市面上一些不法药商或医药公司往往用桃树脂代替没药，不仔细鉴别难以分辨。近日无意中看见温州某医药公司药物检验证上没药产地竟为广西，仔细鉴别是桃树脂炮制而成，去电询之，对方还理直气壮地说，没药本来就产在广西。余一时语塞，借以供同道参考为备。乳、没二药合用实为宣通脏腑流通经络之要药也，乳香气香窜、善通窍、以理气。没药味辛而微酸，善化瘀以理血。《医学衷中参西录》云："乳没二药最宜生用，若炒用之则其流通之力顿减，故凡心胃、胁腹、肢体、关节诸窍疼痛皆能治之。"张氏锡纯之语实为经验之谈。运用此药须中病即止，久服必败胃土，其不良反应值得引起注意，过之必酿成孟浪之举，变证蜂起，宜慎之！

【综述】

当归四逆汤辨证要点主要在于"手足厥寒，脉细欲绝"，脉细为血少，由于血虚寒凝，不能荣于脉中，四肢失于温煦，所以手足厥寒。据"虚则补之""寒则热之"之旨，故治此证，宜养血通脉，温经散寒。本方与四逆汤、四逆散同为"四逆"命名且同治四肢厥逆之证，但其病因病机各异，临床应加以鉴别区分，四逆汤之四肢厥冷，因阳气衰微而无阳以温煦四肢是也，亟投大辛大热之味以回阳救逆，其主治厥冷过肘，并伴有全身虚寒之象，此乃亡阳之危候。四逆散之四肢厥冷，因热结于内，气滞阳郁不达四末是也，治当透解热郁，调畅气机，使阳气外达，其主治肢冷轻微，或头微温，脉不沉微，本方之四肢厥寒，因血亏阳虚，四肢失其温养是也，其主治较四逆汤证轻，冷不过肘、膝，并伴有面色不华，舌淡脉虚之象，以上为三者主要鉴别点。清代周氏扬俊云："四逆汤全在回阳起见，四逆散全在和解表里起见，当归四逆汤全在养血通脉起见。"临床运用此方时，必须把握阴阳、寒热、虚实，凡身寒肢冷，少气懒言，大便不结，小便清长，面色不华，口唇淡白，舌质淡嫩，脉沉细，或迟或弱等阴证宜之，若出现身热口渴，心烦口苦，咽干目眩，溺黄便秘，舌质红，脉浮、数、滑、大等阳证者则应忌之。临床体会，当归四逆汤证大都是平素血亏，复因感寒，气血被寒邪所遏，流行不畅所致，临证不可局限"手足厥寒、脉细欲绝"，只要符合上述病机而出现病证，都可用此方加味治之，足见本方的用途是广泛的。细细玩味此条文，盖脉主血，虚细亦主血亡，而细而欲绝，则血已极不足也，此时不但不可下，亦不可温也，宜用归、芍养其血，而用桂、甘、大枣以和其阴阳，细辛、通草以通其心肾，不可莽投姜、附以劫其阴，而脉之虚细，亦为阳气衰微，而阴血更为不足，则有阳未回而阴先绝之患耳。尤应注意的是方中细辛用量已达三两，临床应用如此之重剂量当慎之，虽有细辛不过钱之说过于拘泥，但此处细辛之量值得斟酌，以免孟浪。方中细辛仲景用三两之剂，应为加强其镇痛作用，余以为当先从轻剂量使用，随机变动，逐渐增量，有退有进，方为妥当。简而言之，当归四逆汤其主治要点不外乎“四逆”和疼痛（冷痛）而已。

麻黄杏仁甘草石膏汤

【方论新解】

“发汗后，不可更行桂枝汤，汗出而喘，无大热者，可与麻黄杏仁甘草石膏汤”。从条文中可知本证也是由太阳病向阳明病转化过程中的一种非典型证候。经过发汗或攻下，太阳表证发生变化，汗出而发热不退，这是病邪由表入里，由寒化热的一个辨证要点，汗出而喘无大热乃是其主要证候，因肺主气司呼吸，邪热壅迫，气逆不得宣降，故见喘证，肺外合皮毛，今热壅于肺，津液外走毛窍，故见汗出，因此汗出与喘并见，则成为肺热壅盛的明证。无大热者，提示并非没有发热，但其热势并不弛张或伴低热，其实上热壅于肺，汗出之表无大热，而里则有大热，其里热之势，比热闭于肺，无汗之表有大热亦为严重，只不过由于汗出，表热随汗而衰，但化热，因肺中热盛，热邪未除，虽汗出而热势不除，故外无大热，而邪热壅盛于里之意，所以在临床上不能把它看作已经完全转变为阳明病证，但只能看作太阳病的一种变证。除邪热壅肺之外，其常伴有咳嗽、口渴、苔薄黄、脉数等症，重则鼻翼煽动。本证因热壅于肺，治之应清热为主，故用石膏甘寒为主药，清泄肺胃之热以生津。麻黄辛苦温，宣肺解表平喘为辅药，其与石膏为伍，是透发在里之邪热，既能清肺亦能宣肺，其意不在发汗而定喘是也，石膏质重而降，在清热同时，也有助肺气肃降之力。杏仁苦降，既助石膏又助麻黄治喘止咳，故为佐药。甘草为使，调和诸药，同时甘草配石膏，既防石膏之性寒伤胃，又能护其中土，二者相合甘寒生津，用于肺热伤津，则相得益彰。四味相伍虽简，其法严谨，共奏辛凉宣泄，清肺平喘之功。运用本方时，宜注意各药之间剂量比例协调关系，本方为麻黄汤去桂枝加石膏而成，方中麻黄用量比麻黄汤多一两之余，杏仁则少用，甘草则多用一两，石膏用量是麻黄一倍之多，盖石膏倍麻黄则能制约麻黄之辛温发汗，从而使本方成为辛凉之剂，二者相伍取石膏之清肺热，麻黄之宣肺平喘，因石膏质重而降，用量既大，故用甘草护胃，使石膏之寒不致伤胃，且二者相合，甘寒以生津，清热而不伤阴。理论归理论，通过多年临床实践，石膏之量比麻黄起码多5～6倍，才能真正体现出其清热平喘之效能，如热势弛张者，石膏之量还宜加大。清代纪文达氏《阅微草堂笔记》载："乾隆癸丑春夏间，京中多疫，医以景岳法治之，十死八九，以吴又可法治之，亦不甚验，然有桐城一医余霖者，以重剂石膏应手辄痊，活人无算。"运用清热解毒法治疗疫疹是余氏的基本法则，余氏经反复临床实践，悟出"非石膏不足以治热疫"。石膏直入戊已，先捣其窝巢之害，而十二经之患亦平也。石膏寒水也，以寒胜热，以水克火，每每投之百发百中，观其验案，恒多采用，剂量极重，大剂每用至八两，有连投十五剂，共计六斤以上者。石膏剂量如此之重，竟有"医家不敢用，病家不敢服，甚至铺家不敢卖者"。张氏锡纯在《医学衷中参西录》云："用生石膏治外感实热，轻则亦必至两许，若实热炽盛，重用至四五两或七八两，外感实热者，放胆用之直胜金丹，断无伤人之理。"后世医家大都采用后世本草诠释，流俗之见也，谓石膏之性大寒，用之畏之如虎，不敢妄用，然《神农本草经》谓"其性微寒"，可知石膏性非大寒也。临证只要病机切中，不妨放胆用之。余、张二氏如此大胆运用，非真知灼见，断难有如此胆识也。

总之，本方辛凉宣泄，清热平喘，热、渴、喘、咳四大症是麻黄杏仁石膏汤的识证特点。麻杏石甘汤的适应证当属太阳阳明合病证，其辨证要点是：汗出而喘，口干，烦满而不恶风。

【临证实录】

(一) 咳喘案

应某某，男，58岁，台州椒江人氏，2002年4月3日初诊。

患者一月前外感发热经西医治疗后发热已退，现后遗咳嗽不已二十余日，反复使用各类抗生素无效。刻诊：咳嗽频发，甚则时有微喘，咳逆气急高亢，痰色黄浊，尤以入夜为甚，以至夜寐不安，咳甚则胸胁疼痛及溲失禁，无鼻塞发热，汗出，中脘压之疼痛，口苦甚，舌红苔黄，脉滑微数。亟以辛凉宣泄，清肺平喘。

处方：生麻黄10克，杏仁10克，炙甘草5克，黄芩10克，瓜蒌仁15克，瓜蒌皮15克，制半夏12克，前胡10克，生石膏100克（先煎），桑白皮12克。三剂。

二诊：2002年4月6日，药后一剂知，二剂已，三啜而瘳。

处方：麻黄10克，杏仁10克，炙甘草5克，生石膏（先煎）40克。三剂以固其效。

按：本案喘咳20余天，无鼻塞流涕，知其表邪已入里，咳喘重浊痰色黄浊，舌红苔黄，知其痰热壅肺、肺热已盛，虽无汗出，仍用此方。《退思集类方歌注》曰："且病喘者，虽服麻黄而不作汗，古有明训，则麻黄乃治喘之要药，寒则佐桂枝以温之，热则加石膏以清之，正不必有汗无汗执也。"中脘压痛，苔黄厚腻，《伤寒论》谓"……正在心下，按之则痛，脉浮滑者，小陷胸汤主之"，故投麻杏石甘汤合小陷胸汤加味切中病机，取效甚捷。余每遇痰热壅肺，必伍入桑白皮以清泻肺热，而效奇显，但必须明确，桑白皮甘辛而寒，止咳定喘，泻肺金之有余，然其性不纯良，肺虚无火及风寒而发咳嗽者勿服之。吴瑭之《温病条辨》云："内伤不妨用之，外感则引邪入肝肾之阴而咳嗽永不愈矣。"是书记录其堂妹年少时患伤风咳嗽，医用杏苏散加桑白皮，后至年长咳嗽永无愈期，年重一年。吴瑭从仲景风寒禁用桑皮而悟出，由此可见，风寒外感者桑白皮应慎服之。本案首诊石膏用量达一百克，不但服药后无不良反应，而且三啜寻愈。《本经》谓："石膏性微寒……"此立言为吾等临床运用石膏提供了有力的理论依据，可见中医经典不可不读也。

（二）痰热咳嗽案

孔某，女，26岁，台州椒江人氏，2005年5月17日初诊。

患者发热咳嗽已十余天。刻诊：头痛，喘咳连连，稍受风则咳甚，痰色黄绿黏稠，自觉两肺痒甚如蚁行，体温39℃，苔黄腻，脉浮数。亟以清热宣肺，化痰定喘。

处方：生麻黄6克，炙甘草5克，苦杏仁10克，生石膏（先煎）60克，金银花15克，黄芩10克，连翘15克，芦根15克，北柴胡10克。三剂。

二诊：2005年5月21日，药后咳喘已衰减大半，体温正常，尤诉药后自觉两肺清凉感，无恶寒，鼻塞，苔薄黄，脉滑。继予上方佐入桑白皮15

克，再进三剂而安。

按：本案初诊表邪仍存，“一分恶寒必有一分表证”是也，痰色黄绿、两肺如蚁爬感，知肺热已壅盛，麻杏石甘汤为治疗肺热壅盛、喘嗽之良剂，无论此疾在初期，还是极期，只要邪热炽盛，肺气不宣，津液未伤，均可随证加减治疗，此案佐金银花、连翘清热解毒，宣散透邪，黄芩苦寒，清肺热。《本经疏证》云“黄芩协柴胡能清气分之热”，方药虽简，各属其司，而效甚捷，同时应注意本方为辛凉重剂，若肺热之候稍衰，则中病即止，以免妄耗肺气，徒酿孟浪之举也。

（三）哮喘案

陈某，女，52岁，河北人氏，2004年10月5日初诊。

患者素有哮喘史，因季节突变近感风寒。刻诊：咳嗽气喘，胸膈烦闷，气急时喉间闻及水鸡声，痰声漉漉，其色淡黄，口苦而渴，鼻塞恶寒，大便数日不行，苔薄黄，脉浮滑。风寒在表，郁而化热，宣降失常而咳喘。亟以宣肺泄热，降气平喘。

处方：生麻黄5克，苦杏仁10克，生石膏（先煎）40克，白前10克，瓜蒌皮12克，紫苏子12克，陈皮10克，瓜蒌仁15克。六剂。

二诊：2004年10月11日，药后喘嗽已平，大便已通，中州胀闷，苔薄白，脉滑。继以培其土气，以安肺气为法。

处方：北沙参10克，生白术12克，云茯苓15克，炙甘草5克，陈皮10克，制半夏10克，云木香（后下）10克，佛手10克。嘱服月余以善其后。

按：本案患者素有哮喘史，突患外感，此乃本虚标实是也。新感之邪触动宿疾，引而复发，故投麻杏石甘汤辛凉宣泄，平喘止咳，肺与大肠相表里，肺失宣降，大便数日不行，方中伍入瓜蒌仁、紫苏子化痰降气平喘，润肠通便。经云：“夫病痼疾，加以卒病，当先治其卒病，后乃治其痼疾也。”复诊投以六君子汤加味，补脾土以生肺金，肺虚固当补肺，然健脾以滋化源，培土以生肺金，才是治本之策。此乃五行相生规律用于治疗代表法则，临床证明确为行之有效之法也。同时调理善后非一日而就，补无速效之理，必渐渐补之以候正气来复。《医宗必读》云：“治实喘者服之即效，无所难也，治虚者，补之未必即效，须悠久成功。”诚乃见道之言也，运用于临床的确有一定的指导意义。

【综述】

麻黄杏仁甘草石膏汤治疗外感风热，邪热迫肺或风寒外束，肺热内郁，所谓“寒包火”而见发热恶寒，咳嗽气急，口渴，苔黄，脉浮数等证候的一首名方。综观本方是麻黄汤之变剂，麻黄汤本亦治喘，但其喘是风寒束表，肺气不降之寒喘，故组方用麻黄配桂枝，以散在表之寒邪。而本方是热壅于肺的热喘，辛温之剂不可妄投，故于麻黄汤中去桂枝，伍入辛甘微寒之石膏，组方由辛温之剂转为辛凉之剂。视之二方区别仅一味，而其性能功效则迥异。然仲景所以谆谆后者，正恐伤寒已得汗之证，而认为伤风有汗，恐其误用桂枝，特以误汗、误下两条文警示营卫分途也，一旦涉于寒者，同归麻黄一治，而不可混于施治也。钱氏天来亦云：“麻黄杏仁甘草石膏汤者，所以解肺家之邪热，非所以发太阳之汗也。”此言实通圣意。或问，既有汗出何以用麻黄乎？既无大热，何以用石膏哉？柯氏韵伯云：“所谓无大热者，正是热郁于里，外无大热里则热也。”盖本方证之“无大热”是表之无大热，而邪热壅于肺也。至于方中麻黄，虽为表散之药，然其与石膏配伍，其意不在发表，而在宣肺也。二药伍配，一辛寒，一辛温，一清肺，一宣肺，互相制约，相须为用，合用不悖。余在“方论新解”中强调石膏的用量必须大于麻黄，这样才能体现清热平喘之能，是方辨证着眼点是热邪壅于肺，临证只要具备这一病机，无论汗之有无，表证之有无，热之有无，均可化裁用之。总之，本方证仍太阳病的一种变证，既不是初感寒邪无汗，亦不是表寒完全化热入里的大热大汗之证，而处于寒郁化热之间，汗出不透，身非大热，其兼证表现多烦渴，舌苔薄黄，脉象浮数等，由此可见麻杏石甘汤是大青龙汤之变局，白虎汤之先着。正如钱璜氏云：“李时珍说麻黄乃肺经专药，虽为太阳发散之重剂，实发散肺经火郁之药也。杏仁利气而能泄肺，石膏寒凉，能肃西方金气，乃泄肺肃肺之剂，非麻黄汤及大青龙汤之汗剂也。世俗不晓，惑于《活人书》及陶节庵之说，但见一味麻黄，即以为汗剂，畏而避之唯恐不及。不知麻黄之制，欲用麻黄以泄营分之汗，必先以桂枝开解卫分之邪，则汗出而邪去矣……所以麻黄不与桂枝同用，止能泄肺邪而不至大汗泄也。观后贤之麻黄定喘汤法，皆因之以立法也。”

厚朴生姜半夏甘草人参汤

【方论新解】

"发汗后，腹胀满者，厚朴生姜半夏甘草人参汤主之"。从中我们可探析其病机所在，本条因发汗太过，损伤脾阳，或脾土素弱，一经发汗，则脾阳更弱，脾为生痰之源，脾虚则运化失职，水湿滞留，化生痰湿，故湿浊壅滞气机，则腹胀满，临床往往伴有纳呆，乏力等脾气虚症状。本方证之"腹胀满"不完全是实证，因为它有脾气虚的一面，但亦不是绝对的虚证，因亦有痰湿浊邪一面，故非虚非实，属于虚实夹杂之证，从方药结构来分析，实际上是虚少而实多。腹胀满有寒热虚实之不同，仲景在书中对其辨证已有明示，本条腹胀满，则按之不痛，并有腹满时减，复如故的特点，临证之际，须加鉴别，方不致误。治疗上若纯用补益之剂，则有助满生湿之弊；单用行气散结之法，又恐伤其脾阳。方中厚朴燥湿下气，消胀除满，半夏和胃降逆，化痰开结，生姜辛开通阳，三味用量较大，重在行气消胀，若久用行气之品，则易耗气，故佐以人参、甘草健脾培土以助运化，但用量相对较小，而其用药比例，消宜大于补，相互配合，补而不滞，消而无伤，消补兼施，脾虚气滞者宜之。《绛雪园古方选注・和剂》云："太阴病，当腹满，是伤中也，与吐下后邪气入里腹胀治法不同。厚朴宽胀下气，生姜散满生津，半夏利窍通阴阳，三者有升降调中之理。佐以甘草和阴，人参培阳。补之泄之，则阴结散，虚满消。"王氏晋三有："补之泄之"兼用之法，道出其方义要点，足以启迪后学。

总之，本方证为汗伤脾阳，中虚气滞，虚实夹杂，治以消补兼施为法是也，其适应证当属于太阴病证，其辨证要点是：中气虚兼实之腹胀满。

【临证实录】

(一) 脘腹胀满案

张某,女,43 岁,青海人氏,2005 年 6 月 7 日初诊。

患者反复脘腹胀满已一载有余。刻诊:脘腹胀满,按之不痛,尤以食后中脘胀甚,鼓之如皮球状,喜热饮,纳呆嗳气,得矢气后则舒,二便尚调,苔薄白,脉弦细。西医诊为"慢性中度浅表性胃炎伴糜烂"。曾服吗丁啉、金奥康之类亦时缓时作。亟以疏肝理气,宽中除满。

处方:制厚朴 15 克,生姜 10 克,制半夏 10 克,炙甘草 3 克,北柴胡 7 克,枳壳 10 克,孩儿参 10 克,川楝子 9 克,延胡索 10 克,佛手 10 克,广木香(后入)10 克。八剂。

二诊:2005 年 6 月 16 日,药后脘腹胀满已衰减大半,舌脉同前,继进上方化裁。

处方:制厚朴 12 克,生姜 10 克,制半夏 10 克,炙甘草 3 克,党参 10 克,制香附 10 克,生白术 12 克,枳实 10 克,广木香(后入)10 克,荷叶 10 克。十六剂。

三诊:2005 年 7 月 3 日,药后诸症顿失,苔薄白,脉右关细而无力。亟以健脾和胃为法。

处方:党参 10 克,炒白术 15 克,云茯苓 15 克,炙甘草 5 克,陈皮 10 克,广木香 10 克(后入),炒谷、麦芽各 15 克,神曲 10 克。嘱其恪守两月,其果康复。

按:腹胀一证,有虚实之分,实者腹坚硬,拒按而痛,兼有发热者,宜厚朴七物汤兼治表里。便结者,宜厚朴三物汤攻里。腹痛连胁,脉弦紧,恶寒者,大便秘结者,宜大黄附子汤主之。但胀而大便不秘结者,属实中有虚,宜厚朴生姜半夏甘草人参汤主之。本案脘腹胀满,按之不痛,得矢气则舒,无便秘现象,故投厚朴生姜半夏甘草人参汤加味而愈疾,尤二诊予方中配入枳术丸健脾以消痞。枳术丸意在补为先,乃补重于消,寓消于补之中,复用荷叶养脾胃而升清,荷叶与枳实相伍,一升清,一降浊,清升浊降,中州调和,正合"脾宜升则健,胃宜降则和"之旨,诸药各司其职,共臻健脾消滞之效也。三诊虽诸症已解,嗣后继进六君子以培补中宫,此乃旺中央以益四维之法也。六君子虽若平淡无奇,而非恶劣损中土之比,不妨久任,以免死灰复燃。

(二)脐周胀痛案

任某,男,30岁,台州临海人氏,2002年7月10日初诊。

患者脐周胀痛已月余。刻诊:脐周胀痛,以胀为甚,甚至胀及下腹,稍进难消化之物则脐腹胀如鼓,食纳不振,嗳气则舒,大便时呈溏薄,苔薄白腻,脉缓有力。

处方:制厚朴15克,制半夏10克,生姜10克,炙甘草3克,孩儿参10克,佛手10克,鸡内金10克,佩兰10克,藿香10克,云木香(后下)10克。十剂。

二诊:2002年7月21日,药后诸症已衰大半,胀痛感基本消除,嗳气偶发,食后无痞塞感,苔薄白,脉缓有力。继以健脾益气和胃。

处方:党参10克,炒白术15克,茯苓15克,炙甘草5克,陈皮10克,制半夏10克,炒谷、麦芽各15克,神曲10克,云木香(后下)10克。嘱继进匝月而痊,后介绍他人延诊,询其况,近半载内,尚无复发。

按:脘腹气滞用行气药罔效,必须考虑其气虚的一面,在行气之药中佐入补气之药往往出奇制胜。有时腹胀气滞伍入补气之药而愈补愈胀,此时必须酌佐行气之药,但临床上必须洞察其然,灵活运用,把握这个"度"的问题,如患者气滞甚者,要酌减甘草和党参类之剂量,以免壅滞气机,相应酌加厚朴之量,如脾虚甚者,行气之药相应减量,酌佐健脾之品。厚朴生姜半夏甘草人参汤是消补兼施之剂,补中有消,消中兼补,临证可合四逆散、六君子汤、枳术丸等同用,以提高其疗效。每遇此疾,余擅用在主方中佐入一味木香,往往事半功倍。《珍珠囊》云:"散滞气,调诸气,和胃气,泄肺气。木香辛散、苦降温通、芳香而燥、可升可降、通理三焦,尤善行脾胃之气滞,为行气止痛要药兼能健脾消食,亦为三焦宣滞之要药也。"

【综述】

厚朴生姜半夏甘草人参汤是由于太阳病过汗,脾阳受损,运化不健,胃失和降,气机壅滞而成腹胀满。发汗后,表邪已解而腹胀满知非里也,缘脾胃气虚，津液搏结，阴气内动，壅而为满也，故以厚朴之苦泄腹满，半夏生姜之辛以散滞气，人参甘草之甘以益中宫。仲景虽明示发汗后，但如误下或误用苦寒之品，伤及中阳，或素体脾阳不振，皆可形成此证，故勿拘泥于仲景原文。是方为一首消补兼施的方剂，有补而不滞、消而不伤正之妙，适用于脾胃虚实夹杂腹胀满诸证，疗效稳定。后世时方如香砂六君子汤、香砂枳术丸之类，均取法于此。因本方为消补兼施之剂，其用药比例，消宜大于补。厚朴、半夏、生姜之用量宜大于人参、甘草。经方的剂量比例是严谨的，不可随意加减，否则或失仲景遗意。唐代孙思邈曰："江南诸师秘仲景方而不传。"所谓"秘"就是剂量问题，经方剂量应该严格遵循仲景原意，不可随意妄加改动。经方家刘渡舟先生谈起他的学生用旋覆代赭汤治疗呃逆不止患者，而效不显，后求助于先生，先生诊后认为处方恰当，后保持原方不变，只将方中生姜剂量改为原剂量，服后呃逆顿失。这个案例更加说明经方具有它的严谨性。当然根据临床具体情况酌予增损，也不可拘泥之，但仲景制方法度则不可忽视之。总之，本方为消补兼施之剂，用于虚中夹实之腹满诸证，其腹满的特点当是腹满时减，减而不显，少时复作，喜温而不喜按，其病机当以中州虚弱为本，痰湿阻滞，气机不利为标，虚实夹杂。若见纯实纯虚者，则非本方所宜，临证宜慎之。

当归芍药散

【方论新解】

《金匮要略·妇人妊娠病脉证篇》对当归芍药散的原文有两条描述。“妇人怀妊，腹中㽲痛，当归芍药散主之”。妇人妊娠，血虚气弱，脾有湿邪，复为肝气所乘以致胎中血气滞而不畅，故见症腹中㽲痛。可见本方证为肝脾失调之妊娠腹痛，故以补脾利湿养血调肝为法。“妇人腹中诸疾痛，当归芍药散主之”。妇人以血为本，血之化生，源于中州，中州得运，转输正常，气机调达，经脉调和。然而一旦气血不和，肝脾失调，则腹中疼痛，故亦治肝脾不调之腹痛，治宜和气血调肝脾为法。方中当归、白芍、川芎为血分药，养血调肝之功。茯苓、白术、泽泻为气分药，健脾利湿之能。方中芍药亦取白芍为妥，用量亦重，寓有抑肝之意，与归芎相伍合用以调肝养血，茯苓、泽泻、白术补脾利湿，诸味相协，肝体条达，脾运得健，肝脾相和，诸症自愈矣。当归芍药散系妇科之良方，在妇科临床有着广泛运用。余临证亦喜用此方治疗妇科杂症，如气血不和，肝脾不调之痛经、不孕症、盆腔炎、宫颈炎、子宫肌瘤等。如带下病，医者喜用完带汤固然有效，通过方义分析，完带汤是补脾渗湿，只局限于脾虚寒湿之带下，而本方治带下之疾，佐萆薢、乌贼骨、芡实等既和血柔肝，又健脾利湿，兼佐分利涩收，较之完带汤，其临床应用范围更广，疗效更胜。兼湿毒之带下，亦可适当佐入野菊花、凤尾草、黄柏等清热解毒利湿之品，以增强其疗效。足见腹痛治疗本无定法，种子安胎，亦无专方，贵在据脉推证，辨证论治，平淡中见神奇。但值得注意的是方中川芎，其气辛窜而散，为血中气药，虽有止痛之功，亦有活血之弊，故对妊娠妇人宜慎用其量，过量亦碍胎元。余有位业师，台州首位皇汉医学研究者梁寄雨先生生前擅用腹诊，只要腹诊有据，亦投此方加味治疗妊娠疾患，而百无一失，如不经多年临床洗礼，断无运用如此娴熟自如。

总之，本方有补有泻，具有调和肝脾，化湿行水，活血止痛，升清降浊，舒通气血之功，诚为妇科诸疾之良方也。其适应证当属于太阴病证，其辨证要点是：腹痛拘急，头晕心悸，小便不利。

【临证实录】

(一) 腹痛案

张某，女，27岁，湖南人氏，2010年10月20日初诊。

患者素右侧少腹疼痛已二载有余，时作时止，尤以劳累后为甚，在台州某健身中心教授舞蹈，此次急性发作已一周。刻诊：右少腹胀痛不已，且部位固定，伴夜寐不安，时感眩晕乏力，胃纳不振，腰膝酸软，大便干结，数日一行，苔薄白腻，脉弦滑。经市某大医院诊为“慢性盆腔炎”，经消炎止痛抗生素治疗而效不显，经人介绍延诊于余。亟以疏泄厥阴，缓肝调脾。

处方：当归12克，白芍20克，川芎5克，白术10克，泽泻10克，茯苓10克，制香附15克，台乌药10克，川楝子10克，延胡索12克，云木香(后下)10克，柏子仁15克。十六剂。

二诊：2010年11月7日，药后右少腹疼痛顿失，大便畅通，食纳已振，但腰膝酸软仍存，苔薄白，脉弦。

处方：当归12克，白芍20克，川芎6克，生白术10克，泽泻10克，茯苓10克，炒杜仲15克，狗脊15克，台乌药10克，制香附15克，桑寄生15克。二十剂而愈。

按：本案患者右少腹疼痛已二载之久，久病多瘀，且疼痛部位固定，惟瘀血使然。《景岳全书·妇人规下》云：“瘀血留滞作癥，惟妇人有之。”妇人以血为本，常因七情刺激，房室不节，或行经之时胞脉空虚，外邪乘虚而入，以至冲任虚损，脏腑失调，气血不和，瘀血内停，或若失治久而产生癥瘕积聚之患，惟妇人有之，强调此疾以妇人居多。余临证若遇此疾必以本方合青囊丸，青囊丸出自《韩氏医通》，由制香附、乌药二味组成，其功用为治疗胃脘痛及气郁诸疾，二方合用，相彰益显，疗效显著。《金匮要略》云：“妇人诸腹痛，当归芍药散主之。”临床以此指导治疗妇人多种腹痛，是颇符其经旨的。所谓“诸腹痛”实际包括现代医学之盆腔炎等。此类疾患以已婚已育女性为多，临证屡见不鲜，用当归芍药散为基本方，随证伍入行气活血药，或除湿利水药，或滋养肝肾药均可获效。

（二）带下案

周某，女，36岁，安徽安庆人氏，2010年4月2日初诊。

患者诉一月前开始出现白带增多，其色淡黄，胁胀纳呆，腰膝酸软伴有下坠感，右侧少腹时有隐痛，中州无不适，大便时溏，苔薄白，脉弦滑。亟以疏肝理脾，止带固摄。

处方：当归10克，白芍20克，生白术10克，泽泻10克，川芎5克，茯苓10克，芡实15克，乌贼骨20克，川楝子10克，延胡索10克。十剂。

二诊：2010年4月13日，药后带下已衰减大半，纳增，二便尚调，但时有腰酸，苔薄白，脉弦细。

处方：当归10克，白芍20克，生白术10克，泽泻10克，茯苓10克，川芎5克，乌贼骨15克，炒杜仲15克，川断15克。十剂。

三诊：2010年4月24日，药后诸症悉平。效不更方，继进上方月余以固其效。嘱平时多服莲子等物。莲子甘、涩、平，益肾固精，《本草纲目》云："……疗赤白浊，妇女带下崩中诸血病。"服之宜去莲心，其味苦，性寒。元代贾铭在其《饮食须知》云："食莲子不去心，令人作吐。"此物处处有之，实任弭未形之患，勿以平淡而忽之，何可轻弃耶？

按：《傅青主女科·带下》云："带下俱是湿证。"带下病尽管病因多端，但傅氏认为总以湿为主，从外因分析，有感受寒邪，有因热邪内蕴，然又无不兼湿。李杲云："妇人白带久不止，脐腹冷痛，阴中亦然，此皆寒湿乘其胞中。"薛己亦云："妇人带下或因湿痰下注，蕴积而成。"从内因分析，带下病人与脾关系密切，脾土喜燥而恶湿，脾土运化失司，湿邪内生，流注下焦是产生带下内在因素。本案为肝脾失调而致冲任不固带下病，当归芍药散随证加味而瘳。余疗带下疾患必伍入芡实。《得配本草》云其"甘、平、涩，入足少阴，太阴经，补脾助气，固肾涩精，治遗浊带下等"。清代唐容川亦云："芡实甘味少而涩，性多得土泽之味少，得金收之性多，故用以收涩肾经，及止带利也。"如以湿热带下为主，亦可适量佐入清利湿热之品以增其效，余喜伍入凤尾草取其苦寒之性，具有清热利湿、解毒凉血之功，奏效甚捷。

(三) 积聚案(卵巢囊肿)

唐某某，女，38岁，台州人氏，2010年2月25日初诊。

患者素右少腹疼痛，时作时休。2010年1月16日在台州某大医院B超示：右侧卵巢69 mm×60 mm，内见57 mm×60 mm×51 mm囊性团块，左侧30 mm×15 mm。西医诉其必须手术治疗，然其惧怕手术，采用保守治疗，经人介绍延诊于余。刻诊：右少腹时有隐痛，时作时休，月经量少，色紫暗有块，带下量多，面色不华，食纳不振，二便尚可，苔薄白微腻，脉弦细。亟以和血消积，肝脾同调。

处方：当归12克，赤芍20克，生白术10克，泽泻10克，茯苓10克，川芎5克，三棱10克，莪术10克，山慈姑5克，玄参15克，浙贝母15克。十剂。嘱经期停服。

二诊：2010年3月6日，药后右少腹疼痛顿失，带下量顿减，食纳增，舌脉同前。予上方加味以图进退。

处方：当归12克，赤芍15克，生白术10克，泽泻10克，茯苓10克，川芎5克，三棱10克，莪术10克，橘核30克，生麦芽30克，夏枯草20克，玄参15克，浙贝母30克。嘱服二月余。

三诊：2010年5月7日，药后B超示：右侧卵巢为22 mm×18 mm×25 mm，囊性团块已消除。左侧18 mm×7 mm。自觉中州时有胀痛，倦怠短气，余无不适。《素问·六元正纪大论》篇云："大积大聚，其可犯也，衰其大半而止。"如再一味攻伐，必酿孟浪之患，当先扶其中土，以图久远。亟以健脾益气和胃为法。

处方：党参10克，炒白术10克，茯苓10克，炙甘草5克，广陈皮6克，制半夏10克，神曲10克，鸡内金10克，炒谷、麦芽各15克。十剂。

四诊：2010年5月18日，药后中土不适之症已平，予上方与当归芍药散相兼服之，恪守数月以观其效。药后B超示：未见异常。

按：卵巢囊肿属于中医学"积聚"范畴。《金匮要略》云："积者，脏病也，终不移，聚者，腑病也。"发作有时，展转病移，为可治，首先道出积病较重，为时较久，积而成块为难治；聚病较轻，故易治。历代文献多有记载，如

《诸病源候论》之“癖块”“癥瘕”等,《太平圣惠方》之“痃癖”,《医宗必读》之“痞块”等均属之。按其病机与症状,均可归入积聚之范围。《医宗必读》对积聚提出了初、中、末三个阶段的治疗原则具有一定的临床意义。“初者,病邪初起,正气尚强,邪气尚浅,则任受攻; 中者,受病渐久,邪气较深,正气较弱,任受且攻且补;末者,病魔经久,邪气侵凌,正气消残,则任受补”。本病病因变化多端,但其病机,主要是气滞导致血瘀内结,形成本病与正气强弱有密切关系。本案患者初期正气尚足,尚可耐攻,当投当归芍药散配入一些活血散结消癥之品,故取效甚捷。余临证每遇此疾,必伍入三棱、莪术相须为用。《本草经疏》云:“三棱从血药则治血……所以能治一切凝结停滞有形之坚积也。”《本草蒙筌》曰:“莪术色黑属在血分,气中之血,专驱破痃癖,止心疼,通月经,消瘀血。”但张氏寿甫分析更为透切,三棱、莪术性近和平,而以治女子瘀血,虽坚如铁石亦能徐徐消除,而猛烈开破之品却不能建此奇功,此三棱、莪术独具之良能也。积聚日久,损耗气血,在临床上始终顾护人体正气盛衰,本案患者药后数月,自觉倦怠短气等,更加说明攻伐之药,用之过度,易耗人之气血,临证应时时把握一个“度”字,邪衰应扶正达邪,以免伤正。总之,对积坚气实者,非攻不能去,若不急攻其邪,则反致养奸使其势渐变坚实,去之更难,不堪攻击者,只宜消导渐磨,积痞势缓,攻补未便者,当以调理脾土为法,脾胃健运,营卫气血畅行,积自消散,至于虚弱之人,当察其缓急。总以顾护正气为主,故用补法,元气充足,再议攻邪。正如《景岳全书》云:“凡治积聚者,总其要不过四法: 曰攻,曰消,曰散,曰补。”诚非虚语也。

(四) 痛经案

陈某某,女,37岁,台州人氏,2007年5月4日初诊。

患者痛经已有经年,每次行经前则痛剧,经后则解,痛剧时伴有泛呕,甚则肛门部有坠胀感,得温则痛减,经量少,色暗红有块,月经周期正常,胃纳不振,大便溏薄,苔薄白,脉弦涩。

处方: 当归15克,赤、白芍各15克,泽泻10克,茯苓10克,川芎6克,生白术10克,制半夏10克,泽兰15克,吴茱萸6克,艾叶炭10克,丹参15克,乌药10克,制香附15克。十五剂,嘱其经前十五天服之。

二诊：2007年5月20日，药后痛经已衰减大半，经量较先前增多，呕恶已平，苔薄白，脉小弦。

处方：当归15克，白芍20克，泽泻10克，茯苓10克，川芎6克，生白术10克，泽兰20克，小茴香10克，台乌药10克，制香附10克。嘱其恪守上方续进三月，诸症悉平。

按：《景岳全书·妇人规》云："经行腹痛，证有虚实。"总括痛经之因不外虚实，实者，或因寒湿，或因热壅，或因气滞，或因血瘀，使气血运行不畅，不通则痛，其痛于经前者，经通而痛自衰。虚者，或因气血不足，或因肝肾亏损，使精血不能濡养胞脉，不荣则痛，故经行而痛不止，或痛益甚。本案为肝郁脾虚，气血瘀滞之痛经，当投当归芍药散加味调肝理脾化湿，活血理气止痛为法。余疗此类痛经，必伍入泽兰以增其效。《本草通玄》云："泽兰，芳香悦脾，可以快气，疏利悦肝，可以行血……遂为女科上剂。"可见此物辛散温通，活血通经，行而不峻，实为妇科调经要药。然泽兰必为流通气血之品，正如《得配本草》曰"血虚枯秘者禁用"，因泽兰为活血祛瘀之品，适于瘀血内阻诸证，无瘀血及血虚者应慎用，临证当辨而用之，方可无误。

（五）阴挺案

王某，女，37岁，温岭石塘人氏，2005年4月22日初诊。

患者已育一儿，已12岁，今岁又育一女，产后乏力而致子宫下垂，已过数月仍未上收。刻诊：外阴有下坠感，自诉久立或劳累后子宫垂于外阴口，行走时自觉异样感，伴小腹隐痛不舒，带下量多偏稀，面色不华，胃纳不振，沉默少言，苔薄白，脉弦细。

处方：当归10克，白芍20克，川芎5克，生白术10克，泽泻10克，茯苓10克，枳壳10克，金樱子15克，炒杜仲12克。十剂。

二诊：2005年5月3日，药后阴挺已衰减大半，腹痛已解，带下量少。效不更方，稍予上方加味出入。

处方：当归10克，白芍20克，川芎5克，生白术10克，泽泻10克，茯苓10克，枳壳10克，炒杜仲15克，川断15克。嘱进上方月余而平，嗣进补中益气丸以善其后。

按：子宫脱垂属于中医学"阴挺"范畴，早在《诸病源候论·妇人杂病篇》中就有"阴挺下脱"的记载。中医学认为本病与脾肾功能失调有关，脾主升，有统摄之功，肾主封藏。《类证治裁》亦云："肝脉抵少腹，环阴器，督脉起少腹以下骨中央，女子入系廷孔，循阴器，凡妇科前阴诸症，不外肝督二经主病。"本案为肝脾不调，湿浊内滞，带脉不束，如患者一旦身体虚弱，分娩用力过度，或产后劳倦伤脾，大便努责，中气下陷，任带二脉固摄无权，或产多乳众致肾气亏损，冲任不固，无力系胞，均可致子宫脱垂，随证须伍入枳壳、金樱子等以增其效，尤以枳壳及枳壳煎剂据现代药理研究提出，其对未孕或已孕和离体、在体兔的子宫均有明显兴奋作用，但对小鼠离体子宫却起抑制作用，其兴奋子宫作用与临床用于治疗子宫脱垂的经验是一致的。金樱子性平，酸涩，治疗子宫下垂、崩漏下血等证，亦是取其酸涩收摄之功。

【综述】

当归芍药散以当归芍药为君，川芎为臣药，养血疏肝活络止痛，但同时分析类比温经汤、胶艾汤、当归芍药散三方中都具备以上三味，虽各方配伍及其适应证有所差异，而其腹中疼痛应是一致的。白术、茯苓、泽泻为健脾利湿有效方药是为佐使。综观全方当归、白芍、川芎其所主治腹中绞痛，佐以白术、茯苓、泽泻开郁利湿，疏肝调气。本方不仅广泛应用于妇科疾患，在内科杂病中亦常用之，历代医家对本方的主治及其适应证多有阐发。如《皇汉医学》认为妇人胃及子宫痉挛，用本方多有奇效。《类聚方广义》认为当归芍药散治妊娠产后下利腹痛，小便不利，腰脚麻痹而无力者，或眼目赤痛。需要特别一提的是，本方用于妊娠疾患，医者每多有所顾忌，因当归、川芎属香窜之品，茯苓、泽泻属渗湿之物。忆余早岁行医之际，对于妊娠疾患如胎动不安之出血等疾亦不敢越雷池一步，妄投此剂。后复拜当地名老中医梁寄雨先生研习汉方腹诊，梁老一生独崇《皇汉医学》，开台州研究汉方腹诊之先河，临床擅用腹诊诊疑难诸疾。忆己丑年余随先生诊一患者，妊娠三月而出现阴道少量出血不止，持续半月余，伴下腹部坠胀感，腰膝酸软，头晕寐差，腹诊左天枢部位有压痛感，苔薄白，质淡，脉滑细。投当归芍药散伍入桑寄生一味，连进六剂而诸恙霍然，但方中川芎、当归剂量应酌减，以免动胎气，尤桑寄生张氏寿甫称其寄生于树上，亦犹胎之寄母腹中，气类相感，大能使胎气强壮。《本经》亦载其能安胎，故伍入增强其安胎作用。仲景明言当归芍药散治妊娠腹痛，可知药贵对证，毋庸置疑，古有明训，贵在实践。夫有病则病当之芒硝、大黄亦所不忌，难恐论归、芍、苓、泽乎？

半夏泻心汤

【方论新解】

半夏泻心汤证是由于病在少阳而误行攻下，损伤脾胃之气，少阳邪热乘虚内犯，以致脾胃不和，寒热错杂，升降失常，气机痞塞而成的痞证。痞满在心下，不在胸胁，非为少阳半表半里之邪不解，所以柴胡汤不能再用，而当用半夏泻心汤和中降逆而消痞满。本方组合的指导思想，可以说是和法的具体运用，其宗旨是调和脾胃寒热。因此，亦可认为半夏泻心汤是由小柴胡汤演化而成的，推其方意，其实是由和解表里之法而变化成调和脾胃之法。“但满而不痛”是半夏泻心汤的主要眼目。此外，从《金匮要略》所载“呕而肠鸣，心下痞者，半夏泻心汤主之”，可知本方证当有恶心、呕吐、肠鸣下利等症，故又称为“呕利痞”，方中以半夏为君，降逆止呕，更有散痞气之专能；干姜之辛，温脾散寒；黄芩、黄连苦寒清热；又因误下后中土已伤，故佐以人参、甘草、大枣补益脾土，既以健运中州之功，又助芩、连、姜、夏之力，正所谓“辛开苦降甘调”之法，寒热互用以调其阴阳，辛开苦降以顺其升降，补泻并施以调其虚实，使之脾胃和开降顺，寒热调，而达到畅达气机，消除痞满的目的。临床应用半夏泻心汤，应抓住舌苔的特征。胃肠道病变往往会很敏感地反映在舌象上，古贤有“舌苔以候胃”之说法。半夏泻心汤所治寒热互结中焦，脾胃同病的痞满证，所以此方证的舌苔应为黄白相兼而腻。如果黄而不腻，属胃热，不能用本方；白而不黄，属胃寒，亦不可用；光剥无苔或地图舌之类亦为津伤阴亏，本方应属禁用。故临床应用半夏泻心汤证，舌象是辨证的要点，极为关键，不可忽视。运用此方临床可予加减以提高疗效。如脘腹胀甚，加入行气之品木香、枳壳等，暑湿伤胃酌减甘草、干姜酌佐清解暑湿之物芦根、大豆黄卷等。治疗肝胆疾患，应伍入疏肝利胆之郁金、制香附等，治胃、十二指肠溃疡佐入附子、砂仁或良附丸等，治疗肠炎随证伍入清热解毒蒲公英、白头翁等；热象偏重者酌减参、姜之剂量，纳呆加神曲、陈皮等，气虚下陷加升麻、柴胡等，湿热发黄加茵陈、茯苓、白术等。根据“异病同治”的原则，只要病机属脾胃运化受阻，寒热错杂于中焦，有“心下痞，按之濡”主症者，均可随证加减应用本方治疗。

总之，本方为清上温下，苦降辛开，蠲痰消痞，为治心下痞之要方也。其适应证当属厥阴病证，辨证要点是：上热下寒，呕而肠鸣，心下痞硬。

【临证实录】

(一) 胃脘痞胀案

陈某，女，28岁，台州人氏，2010年6月3日初诊。

患者素有胃疾，近因外感后反复使用抗生素以致胃脘痞痛。刻诊：中脘痞痛已半月有余，纳呆泛恶，口苦黏腻，面色不华，倦怠少力，喜温喜按，便溏，苔黄腻，脉弦缓。亟以疏肝和胃化湿为法。

处方：柴胡7克，生白术12克，茯苓12克，生甘草3克，陈皮6克，制半夏10克，佩兰10克，藿香10克，白芍20克，枳实10克，云木香(后下)10克。八剂。

二诊：2010年6月12日，药后中脘痞胀稍缓，但其效不显，舌脉同前，重新审证，遂从调理脾胃寒热着手。

处方：制半夏12克，黄芩10克，黄连6克，干姜10克，炙甘草5克，大枣5枚，党参10克，石菖蒲10克，佩兰10克，藿香10克，制厚朴10克。十剂。

三诊：2010年6月23日，药后中脘痞胀已衰减大半，食纳大增，精神清爽，二便尚调，苔薄黄腻，质稍红，脉缓稍弦。亟以健脾益气化湿和胃为法。

处方：党参10克，苍、白术各10克，茯苓10克，生甘草3克，陈皮6克，制半夏10克，佩兰10克，藿香10克，云木香10克(后下)，炒谷、麦芽各15克。十剂。

四诊：2010年7月4日，药后诸症悉平，苔薄白，脉缓。再以上方去苍术，继以健脾益气和胃，调理匝月而痊。

按：本案胃痞证初投疏肝和胃化湿之剂虽有微效，但药后症状舌脉同前，未有明显改善，细察其疾，抓住其主症心下痞胀，苔黄腻，故投辛开苦降之半夏泻心汤后诸症霍然。观其证仍为寒热错杂之疾，患者素体虚弱，中病即止，继以六君子汤加味培补后天之本，以图久计。《寓意草》首篇强调："治病必先识病，识病然后议药。"如病情不明，辨证不精，鲁莽用药，无的放矢，难免误伤，所以临床上须辨证明确，有的放矢，疗效显著，喻氏嘉言提出这个观点是中医辨证论治的精神实质，符合临床认识疾病的过程，足以发人深省。本案四诊去苍术，其性温燥，味苦辛，专擅燥湿健脾，兼祛经络之湿痹，专治湿邪为患，余用之，非实证而见舌苔白腻或厚腻不化者妄投。盖苍术乃辛散之峻剂，虚证用之则耗散气血，燥灼津液，故非邪实湿盛者不可妄投之，慎之！

(二) 失眠案

张某，女，38岁，山东人氏，2003年10月8日初诊。

患者失眠已半载有余，曾服中药天王补心丹、归脾丸等加味而效不佳，西医给予舒乐安定片亦仅可稍睡片刻。刻诊：不寐头重，头目眩晕，心烦口苦，泛恶纳呆，多梦健忘，中脘痞闷，大便数日一行，苔厚腻微黄，质红，脉滑缓。亟以化痰安神，益气和胃。

处方：制半夏10克，陈皮6克，茯神15克，炙甘草3克，竹茹15克，枳壳10克，丹参30克，远志4克，酸枣仁15克，柏子仁15克，夜交藤30克，太子参10克，龙齿(先煎)30克，生牡蛎(先煎)30克。八剂。

二诊：2003年10月16日，服药后寐稍安，但中脘痞甚，苔薄黄腻，脉细濡。虑其中土虚弱，不耐重药，须先调理脾胃入手，以图其效。亟以散结消痞，和胃安神。

处方：制半夏12克，淡子芩10克，黄连5克，干姜6克，大枣10枚，太子参10克，柏子仁15克，远志5克，酸枣仁15克，合欢花15克。十剂。

三诊：2003年10月27日，药后中脘痞塞顿失，寐安，继进上方半月而平。嗣以益气补血，健脾养心以固其效。

按：十味温胆汤出自《张氏医通》，本方化痰，宁神益气，初诊后稍缓，但重坠之品伤其中土，以致中脘痞甚。《证治汇补》云："大抵心下痞闷，必是脾胃受亏，浊气夹痰，不能运化为患。"经云："胃不和则卧不安。"要使寐安，先要和胃。心下痞闷，苔黄腻，当投半夏泻心汤，药证相合，故取效甚捷。本案为寒热错杂、胃气不和之不寐证，只要辨证得当，病机切中，同病异治，异病同治每收良效。

(三) 泄泻案

刘某，男，58岁，台州三门人氏，2003年11月15日初诊。

患者患慢性肠炎二载有余，大便常稀软或不成形，稍进油腻不洁之物即作，时作时休。刻诊：脘腹胀满，纳呆泛恶，肠鸣漉漉，大便不爽，日行数次，无里急后重感，苔薄黄腻，脉弦细。

处方：制半夏10克，黄芩10克，黄连5克，干姜10克，炙甘草5克，大枣3枚，党参10克，枳实10克，神曲10克，云木香(后下)10克。十剂。

二诊：2003年11月26日，药后脘腹胀满已衰减大半，肠鸣消失，大便成形，胃纳振，苔薄黄白相兼以白为主，脉弦缓。

处方：制半夏10克，黄芩10克，黄连5克，干姜10克，炙甘草5克，大枣10枚，藿香10克，佩兰10克，石菖蒲10克。十剂。

三诊：2003年12月7日，药后诸疾基已平，刻诊：肢倦乏力面色萎黄，大便尚调，无腹泻之候，苔薄白微腻，脉细缓。

处方：生白术15克，党参10克，茯苓15克，炙甘草5克，藿香10克，葛根15克，云木香(后下)5克，炒扁豆30克，怀山药15克。服月余而瘳，嗣后随访半载未作。

按：半夏泻心汤治疗慢性泄泻病机属于寒热错杂，不失为临床疗效确切的方剂之一，至于慢性肠炎多见脾虚湿热并存之证，脾虚气机阻滞多为腹胀隐痛，湿胜则便溏次数增多，湿热交杂，缠绵不已，且溏而不爽，此疾多反复不已，虽能暂安，亦多反复。所投半夏泻心汤寒热平调，寓有理中丸之意以补虚，芩、连苦寒之品以清湿热，伍入木香、枳壳行腹中之气滞，神曲等温运脾土以消积，嗣病情稳定后，再以七味白术散加味培土渗湿，实为临床行之有效之法。正如《医述·卷九》所云："治泻，清热不可纯用苦寒，太苦则伤脾。"如此方中甘草原非止泻之品，但苦寒之品得甘味调和，既护卫脾气，而使苦寒之芩、连，能起清湿热，止泄泻的作用，又不致于过伤脾土。《景岳全书》亦云："泄泻之本，无不由于脾胃。"张氏景岳此言抓住了泄泻发病的关键脏腑——脾胃。无论何因引起泄泻，其中心环节均在中州，或湿盛而脾虚，或木旺而乘土，或肾阳不煦而脾胃不能腐熟。可见无论何因，必及于脾胃而致泄泻，张氏之论，真要言也。但特别指出，若慢性肠炎，有明显黏液便，有里急后重者，酌佐蒲公英、紫花地丁、白头翁等清热解毒之品，同时要时时顾护胃气，以免变证蜂起。

(四) 黄带案

李某，女，37岁，台州仙居人氏，2003年6月28日初诊。

患者带下黄浊，量多已月余，腰膝酸重如带五千钱，中州时痞闷，恶心呕吐，食纳不振，大便稀软，日行数次，溲偏黄，苔黄腻，质偏红，脉弦滑，左关弱。证属湿热中阻，下注任脉。亟以健脾止带，清利下焦湿热。

处方：制半夏10克，黄芩10克，黄连5克，干姜5克，党参10克，川牛膝15克，茵陈15克，泽泻10克，神曲10克，鸡内金10克，车前子(布包)10克。十剂。

二诊：2003年7月9日，药后中脘痞闷，泛恶止，腰酸重及黄带已衰减大半，苔薄黄微腻，脉滑缓。

处方：制半夏10克，黄芩10克，黄连5克，干姜3克，太子参10克，茵陈15克，凤尾草15克，神曲10克，赤苓12克，薏苡仁20克。十剂。

三诊：2003年7月20日，药后诸症已平，嗣后继以健脾利湿，固冲止带调理以善其后，嘱平时多以芡实、薏苡仁、莲子煮粥和服。

按：《傅青主女科》云："黄带乃任脉之湿热也。"黄带之色，黄如茶水，或如脓液，形如烂瓜，黏稠臭秽，称为黄带。黄带成因，总因任脉湿热。亦如《妇科易知录》云："任脉积湿，湿盛生热，因不能生精化血，故腐败而成黄带。"任脉湿热之形成，有因浴用不洁，或房事所伤，脾伤湿生，湿郁生热，湿热相合，流注任脉；或因素体脾虚，脾不健运，反聚生湿，郁而生热，湿热渗下，而为黄带。前二者多属实证，症见带下色黄，质稠黏气腥，苔黄腻，脉滑数；后者为虚证，症见带下淡黄，质稀如涕，无臭味，体倦乏力，舌淡脉弱。本案因中州湿热下注所致，必现胸闷、纳呆、泛恶、腹胀痞满、身重肢乏等湿热中阻症状，临床所见亦然，治病必求于本。故投半夏泻心汤合止带方加味辛开苦降，升清降浊，消除中焦湿热之困，佐以清利下焦之品，俾脾气健运，湿热自除，带下亦愈也。尤以凤尾草苦寒，清而兼利。具有清热利湿，凉血解毒之功。余临证每遇此疾，必伍入凤尾草，增强其清热利湿之力。

（五）久咳案

周某某，女，46岁，台州临海人氏，2011年4月13日初诊。

患者咳嗽已近三月余，时作时止，咽痒，吐白色痰液，量多，无鼻塞，头痛等外感症状，中脘痞满，食纳不振，大便稍溏，苔黄腻，脉弦滑。曾服止咳消炎多种药物而效不佳。证属脾失健运，痰浊内生上阻于肺。亟以健脾燥湿，止咳化痰。

处方：制半夏10克，黄芩10克，黄连3克，干姜6克，北沙参10克，炙甘草5克，白芥子10克，莱菔子10克，前胡10克，广陈皮6克，石菖蒲10克。六剂。

二诊：2011年4月17日，药后咳嗽已衰减大半，胃纳增。效不更方，继进上方加味以图之。

处方：制半夏10克，黄芩10克，干姜6克，北沙参10克，浙贝母10克，炙甘草5克，广陈皮6克，茯苓12克，生白术12克，苍术10克，制川朴10克。十剂而平，继以补土生金之剂善其后。

按："脾为生痰之源，肺为贮痰之器"，脾湿生痰，上渍于肺，壅遏肺气，故咳嗽痰多，痰黏而腻，中州失运，湿痰中阻则胃脘痞闷，脾气虚弱故食少，神倦，大便时溏，苔黄腻，脉弦滑亦为痰热中阻之证。故用半夏泻心汤燥湿化痰，中州脾运复其常位，痰饮得去，其咳自止也。无论何疾，只要病机切宜，投之无不中的。

（六）炙脔案（梅核气）

任某，女，38岁，广西南宁人氏，2009年5月9日初诊。

患者近月余自觉咽喉如有异物，吐之不出，咽之不下，且咽喉部无疼痛，伴有中脘痞胀，食纳不振，神疲乏力，精神不振，默默少言，大便时溏，苔白厚腻，脉弦滑。证属痰热内生，气机失畅。亟以清热化痰，调畅气机。

处方：制半夏10克，黄芩10克，黄连5克，干姜6克，制厚朴10克，紫苏叶6克，茯苓12克，炙甘草5克，大枣6枚，孩儿参10克。六剂。

二诊：2009年5月15日，药后诸症已衰减大半，二便尚调，苔薄白腻，脉滑缓。

处方：制半夏10克，黄芩10克，黄连3克，干姜6克，茯苓12克，神曲10克，制厚朴10克，紫苏叶6克，炙甘草5克，党参10克，大枣6枚。六剂后诸症悉平。

按：《金匮要略》云："妇人咽中如有炙脔，半夏厚朴汤主之。"本证多以妇人为多，其痰气交阻，升降失调为其主要病机，本案患者除咽中有异物感外，亦兼有中脘痞胀，舌苔、脉象亦符痰湿化热之象，故投半夏泻心汤合半夏厚朴汤加味以和其阴阳，苦辛并调使之痰热得去，气机畅通，咽中炙脔亦随之消除。

(七) 便秘案

陈某，女，57岁，台州临海人氏，2011年8月16日初诊。

患者大便秘结已数月余，数日一行，伴有腹满脘痞，时有泛恶，胃纳不振，口苦口干，其形肥胖，苔黄腻，质红，脉滑。曾用蜂蜜、番泻叶等单味药及通下之剂，时缓时作。证属痰热中阻，腑气不通。亟以清热化痰，理气通腑。

处方：制半夏10克，黄芩6克，黄连3克，生甘草5克，北沙参10克，虎杖12克，枳实12克，制大黄(后下)6克，火麻仁12克。六剂。

二诊：2011年8月23日，药后大便日行二次，脘腹痞胀已缓，苔薄黄，脉滑缓。

处方：制半夏10克，黄芩6克，黄连3克，生甘草5克，孩儿参12克，枳实10克，制厚朴10克，陈皮6克，桔梗9克。六剂后诸症悉平。

按：胃为水谷之海，肠为传导之官，若热积肠胃，腑气不通，则腹胀，大便干结，便秘其症状虽为较单纯，但由于病因病机不同，当辨为热结、气滞、气血亏虚、阳虚等不同论治法则。本案患者形体肥胖，实为痰湿之体，苔黄腻，脉滑等，应为痰湿化热，耗伤津液，加之肺气不足，宣降失司，以致胃失和降，腑气不通，故投半夏泻心汤加味，化痰祛湿，运中和胃，肃降肺气，腑气得通，便秘自解。可见便秘并非一味攻伐，只要辨证得当，病机切宜，同病异治，无不取效速捷。

(八) 反胃案

凌某,男,47 岁,台州天台人氏,2012 年 5 月 17 日初诊。

患者食后近半小时即吐,呕吐物为胃内容物及痰涎近半月,脘痞胀不舒,食纳不振,大便数日不通,苔薄黄微腻,质红,脉弦滑。西医诊为“幽门梗阻”。证属寒热中阻,胃气上逆。亟以寒热并用,和胃降逆。

处方:制半夏 10 克,黄芩 8 克,黄连 4 克,干姜 10 克,炙甘草 5 克,旋覆花(布包)10 克,代赭石(先煎)12 克,党参 10 克,大枣 10 枚,制大黄(后下)10 克。六剂后诸症悉平。

按:反胃是食入宿谷不化,朝食暮吐,暮食朝吐的一种病证。本案患者胃气虚弱,寒客中焦,不能腐熟水谷,以致病邪乘虚而入,寒热互结于中州,胃虚不化水谷则随胃气上逆而致呕吐。故投半夏泻心汤合旋覆代赭汤加味数剂而安。考诸花皆升,旋覆独降,其苦辛咸而性微温,有消痰化饮,下气行水之功,本品对于降气止呕作用尤佳,善治噫气、呕吐诸症。其与代赭石等同用,善降逆化痰,益气和胃。而方中制大黄一味,泻热除结,荡涤胃肠,浊气得降,腑气得通,其呕自止也。实为上病下取之意也。

【综述】

《伤寒贯珠集》云:“痞者,满而不实之谓。夫客邪内陷,即不可从汗泄,而满而不实,又不可从下夺,故惟半夏、干姜之辛,能善开其结,黄连、黄芩之苦,能泄其满。而其所以泄与散者,虽药之能,而实贯之气使也。用参草者,以下后中虚,故以之益气,而助药之能也。”尤氏在泾对此条文注解明了简易,但首先明白,心下痞证的成因,是脾与胃的升降之机不利所致。若脾之升清和胃之降浊出现失调,则气机痞塞于中州,而出现心下痞证。本方为治疗邪在肠胃,寒热失调,而现心下痞满,或呕吐,肠鸣下利等症而设。仲景原用此方治疗小柴胡汤证因误下伤中而成痞者。盖邪在少阳,本当和解,虽兼可下之证,亦可选用大柴胡汤和解少阳,兼泻阳明热结。倘用纯攻或误下,则中州受伐,邪乘虚而入,以致寒热互结心下,阴阳不调,则出现干呕或呕吐,或肠鸣下利等症。简言之,痞证初义就是天地不交,即阴阳不交。本方病机为“寒热错杂于中”。为寒热并用的典型代表方剂,体现了中医阴阳互根互用的观点。此方寒热互投,调和阴阳,苦辛并进,以顺其升降，复因得之于误下后，中州受损，胃气不和，故于辛开苦降之中，益以扶正之品，仲景于方中配以扶正之品，非专为补虚而设，旨在健中土之气，以助消痞之力。这些方药运用，实符“塞因塞用”的治疗原则。既然寒热互结于中焦，从理论角度易解其意，但临床实际操作并非易事。临床上患者舌苔黄腻，一般提示是热邪、湿邪乎？白腻提示是寒邪、湿邪？那如何去把握痞证产生，是热邪乎？是寒邪乎？是湿邪乎？或是虚邪？或寒热互结乎？通过临床综合分析，寒痞伴有脘腹寒冷感，大便溏薄，其苔白腻。热痞顾名思义是热的表现，其苔薄黄或黄腻。那寒热如何互结于中焦，余认为中气不足是其产生的关键因素，此即方中用人参、大枣、甘草的原因。痞的产生与湿邪相关密切，肠鸣腹泻，其苔腻象，是湿邪的表现，中气不足，湿浊内生，中焦气机失常，黄芩、黄连苦寒清热，干姜温化寒湿，半夏苦温燥湿，人参、甘草、大枣健脾以运湿，诸药合用，共成泻心消痞，补中扶正调和寒热之功。先师陈瑞春教授对于应用半夏泻心汤经验，应抓住舌苔的特征，并进一步提出前人有“舌苔以候胃”的经验总结，今人将舌苔誉为“天然胃镜”。基于上述理由，半夏泻心汤的舌苔，应当是黄白相兼而腻，如果黄而不腻，属胃热，不能用本方，白而不黄，属胃寒，亦不可用，先师简而不繁对本方提出运用要点，实为可循之处。半夏泻心汤实为治疗寒热错杂胃疾开辟了一大法门，临床所见单纯胃寒证用温中散寒之法，胃热证以清热和胃为法均不难治，若遇寒热错杂则临床较为难治，但擅用泻心汤者，均能迎刃而解，半夏泻心汤制方之义亦是和解之意，颇同小柴胡汤，小柴胡汤是和解半表半里之邪，半夏泻心汤是和解上下阴阳痞隔之邪，用药虽不尽相同，而其制方法则是一脉相承的。

甘草泻心汤

【方论新解】

甘草泻心汤由半夏泻心汤加重甘草剂量而成，但不少方书，如赵开美本《伤寒论》，及《汉方简义》等书所列甘草泻心汤皆无人参，并认为加重甘草旨在温补胃气。据宋代林亿考证，其方必有人参，今甘草泻心汤中无者，脱落之也。又据《千金方》《外台秘要》等书皆有人参，再者半夏泻心汤，生姜泻心汤均有人参，故知本方脱落人参无疑也。若误下后，必虚其肠胃，外邪乘虚内陷，结于心下，痞硬而满，阳陷阴凝，升降失序，故在上则见干呕心烦不得安等症，在下则见“其人下利日数十行，水谷不化，腹中雷鸣”，比较生姜泻心证腹泻为甚，反映其脾胃气虚之甚，这是甘草泻心汤的主要特征，因心烦与下利同见，是升降失常，阴阳失调，上热下寒，以致火炎于上而水注于下的表现。治痞本当散结消痞，辛开苦降，但本证因下后中土虚甚，气血生化无权，故将散结消痞之法，寓于和胃补虚之中，选用甘草泻心汤，以甘草和中补虚，调和胃气为主。《本草问答》云：“甘草味正甘而气平，本得土之正味正气，是补脾胃之正药。”故此方重用甘草以益中州之大虚，而缓客气之上逆，佐人参、大枣增加补中益气之力，半夏之辛降逆止呕，芩、连之寒清解邪热之烦，干姜之辛热散阴凝之痞寒。综观全方亦属辛开苦降甘调之法，使之脾胃之气得复，阴阳通达，其痞消散而愈。

总之，本方对正虚邪实，寒热互结之痞，具有缓中和胃，清热消痞之功。其适应证当属厥阴病证，辨证要点是：甘草泻心汤证见于中气更虚，或见口舌糜烂，肠鸣腹泻，前后二阴溃疡。

【临证实录】

(一) 口疮(口腔溃疡)

邱某,男,38岁,浙江嘉兴人氏,2010年8月22日初诊。

患者口腔反复溃疡已一载有余,每遇劳累后频作。西医予抗生素及维生素之类,而效不显,中医予清热解毒之类而时作时休,经人介绍延余诊治。刻诊:患者两侧口腔溃疡,疼痛难忍,视之大小不等溃疡遍布口舌,边缘黏膜红且隆起,溃疡基底部有一层白色脓水,触痛明显,尤以进热饮而痛甚,舌边亦有绿豆大小溃疡数个,中州脘腹痞满,寐差,大便时干时溏,苔白厚腻微黄,质红,脉沉而略数。证属心脾虚热而气机不和。亟以辛开苦降,调和心脾之法。

处方:炙甘草15克,黄连6克,黄芩10克,制半夏10克,干姜6克,大枣6枚,党参10克,连翘15克,石菖蒲10克,竹叶10克。八剂。

二诊:2010年8月30日,药后口腔溃疡已衰减大半,中州痞闷已解,二便尚调,苔薄白腻,脉滑缓。

处方:炙甘草15克,黄连5克,黄芩10克,制半夏10克,干姜6克,大枣10枚,党参10克,连翘15克,远志6克,藿香10克,佩兰10克。十剂。

三诊:2010年9月10日,药后溃疡部已愈,无脓水,触之亦无疼痛,中州无不适,苔薄白,脉缓。效不更方,继进上方十六剂而瘥。

按:多发性口腔溃疡,属胃热者居多,可用清胃热,滋阴火之法者不少,然此疾久治不愈,经年反复发作者,一味清胃泻火,久则必伤及胃土,故不能久服之。《金匮要略》以"甘草泻心汤治狐惑病",犹今之所谓"三联症",但病不能等同。临床虽然口腔溃疡以胃热恒多,但脾湿者亦不少见,在辨证的基础上往往投甘草泻心汤清温并用,攻补兼施,亦多可取效。余每取用此方治疗寒热交错的口腔溃疡,方中必佐连翘、远志二味。《医学衷中参西录》谓"连翘,具开浮宣散之力,流通气血,治十二经血凝气聚",为疮家要药,其性苦,微寒,亦能通利小便,除心家客热。取连翘之意一则为疮家圣药,二则为邪热从小便而利。经云:"诸病痒疮,皆属于心。"取远志入心经,定心气作用。验证于临床屡试不爽,故记之。

(二) 狐惑案

赵某，女，32岁，安徽人氏，2003年3月10日初诊。

患者半年前口腔黏膜及前阴溃疡，反复使用抗生素、激素之类治疗无效。刻诊：口腔舌右侧及黏膜溃疡，视之边界明显，基底平坦，其色略红。自诉前阴有两个黄豆大小散在溃疡，痒痛难忍，面色不华，纳呆乏力，便溏，夜寐不安，时有寒热交作，但体温正常，苔白腻微黄，质红，脉弦滑。亟以清热化湿，和中解毒。

处方：生甘草20克，黄芩10克，黄连6克，制半夏10克，大枣6枚，干姜10克，太子参10克，连翘15克，赤小豆30克，当归尾10克，金银花15克，土茯苓60克。三十余剂。

外用：苦参500克煎汤熏洗，每日2次。

二诊：2003年4月12日，药后自觉口腔溃疡，阴户痒痛已衰减大半，溃烂处渐趋愈合，食纳亦增，精神亦振，苔薄白微腻，脉缓有力。上方酌减土茯苓为30克，继进匝月而瘳。嗣后继以养阴清肺扶土之剂以固其效。

按："狐惑"一证，首见于《金匮要略》，是由于感染虫毒、湿热不化而引起的黏膜溃烂，与现代之白塞病较为类似，临床以口腔损害、虹膜睫状体炎、生殖器部位的溃疡以及结节性红斑样或痤疮样皮疹为主要症状。《金匮要略》曰："蚀于喉为惑，蚀于阴为狐，蚀于上部则声喝，甘草泻心汤主之""蚀于下部则咽干，苦参汤洗之。"本疾常反复发作，其病机多为热毒内郁，不得透泄，上熏下注所致。本案以甘草泻心汤加味，芩、连、银、翘清热解毒，干姜、半夏温燥化湿，佐党参、大枣、甘草和中安胃，共奏清热化湿、安中解毒之功。外用苦参熏洗以解毒杀虫，内服外用，增强疗效。愈后相应以扶土养阴为法以固其效。案中土茯苓一味始载于《本草纲目》，其性甘缓，淡渗，无毒，为阳明本药，有清热解毒除湿，利关节之效，亦为疗杨梅疮毒之要药，使用剂量一般在30克以上而效佳，量少则效薄。《本草正义》云"土茯苓，利湿去热，能入络搜剔湿热之蕴毒"，故对于下焦之湿毒，余临证每遇湿毒之候，必伍入之以增强其清热解毒之力，土茯苓不失为治湿毒一良药耳。

(三) 口糜案

李某,女,28岁,湖南人氏,2002年5月7日初诊。

患者平素喜食辛辣之品,忽患口糜已半月有余,疼痛难忍,尤食热饮则疼痛更甚,大便微结。曾服中西药治疗暂有所缓,然药后复发,未能根除,苔薄白腻,脉缓滑。

处方:生甘草30克,黄连5克,黄芩10克,干姜6克,制半夏10克,连翘15克,党参10克,白茅根20克,大枣5枚。八剂。并嘱忌辛辣之品。

二诊:2002年5月13日,药后疼痛已平,但溲赤短,中州无不适,苔薄白微腻,脉缓。

处方:制半夏10克,生甘草15克,黄芩10克,黄连5克,党参10克,干姜6克,大枣5枚,连翘15克,竹叶10克,白茅根15克,茯苓12克。十剂而痊,继进上方二周以固其效。

按:《素问·气厥论》云:"膀胱移热于小肠,鬲肠不便,上为口糜。"此病多为膀胱水湿泛溢和胃肠积热,脾经湿热,日久湿热蕴结,化为热毒,循经上行,薰蒸口舌,腐蚀肌膜,多与大便正常与否有密切关系。如患者发病时大便干燥或稀薄,口糜好转后,大便亦常,或有的患者则平素大便燥结,口糜发作后,大便反而正常,其表现因人而异,说明本证是由于湿热弥漫于胃肠为患,甘草泻心汤有清热解毒,健脾燥湿和发散郁热的作用。经云:"热郁而发之。"故此方对经久不愈,缠绵反复,湿热久郁的口糜多有良效。

【综述】

甘草泻心汤,泻心下之痞热,安中州以消谷之方也,凡过下伤之脾土,客气上逆而成痞者用之,甘草泻心汤以甘草为君,本中满者忌甘,而此方则重用甘草除中满,正应《内经》所云之"塞因塞用"也。故方中君药甘草取其禀九土之精,安胃之功,可以独任,佐以干姜、大枣则土安而利止,仍用芩、连泻心下之客热,半夏和上下之阴阳。仲景泻心汤主症都为呕逆,心下痞满,腹中雷鸣,下利。都属于阴证、里证、寒多热少、虚实错杂,半夏泻心汤以呕逆较著,生姜泻心汤以干噫食臭为著,甘草泻心汤以完谷不化、下利较剧为甚。病机为脾胃虚弱,热陷湿滞,上热下寒。总之,仲景三泻心汤在组成上药味虽同而剂量有异,故使其作用亦同中有殊,其共同点为脾气虚弱,寒热错杂于中州，气机升降失常而致痞满，所不同的是半夏泻心汤证以脾胃不和，气逆而呕为主症，故以和中降逆消痞，生姜泻心汤以胃虚夹有食滞水气，故以和胃消痞、宣散水气为主，甘草泻心汤之胃虚更甚，故重用甘草补中降逆消痞。我们不妨借王氏旭高对三泻心汤所作评述，其云："半夏泻心汤治寒热交结之痞，故苦辛平等，生姜泻心治水与热之痞，故重用生姜以散水气，甘草泻心治胃虚痞结之证，故重用甘草以补中而痞自除。"正可谓言简意赅，颇得其要领也。现代临床上，甘草泻心汤既可用于治疗复发性口腔溃疡、白塞病等，亦可用于治疗慢性胃炎、胃溃疡以及结肠炎、肛裂、痔漏等。甘草泻心汤以甘草为君药，余临证用之多达30余克，最少亦用10克，更多用于黏膜疾患，特别是复发性口腔溃疡，只要病机切宜，投之则效。先师陈瑞春教授使用本方治疗多发性口腔溃疡具有丰富的临床经验，其云："多发性口腔溃疡，属胃热者居多，可用清胃热、滋阴火之法者不少。然而，多发性口腔溃疡尚有久治不愈、经年反复发作者，一味清胃泻火，不仅无益反而有害，故仿《金匮》甘草泻心汤治狐惑病之意用治本病，能取得疗效。"余曾运用此方治愈多例白塞病患者，中医愈疾，同病异治，异病同治，只要病机切宜，焉能不效乎！

四 逆 散

【方论新解】

“少阴病，四逆，其人或咳，或悸，或小便不利，或腹中痛，或泄利下重者，四逆散主之”。本条四逆虽冠以“少阴病”却不用四逆汤而用四逆散。少阴病阳虚阴盛，四末失去温煦，故多四逆之证，当以回阳救逆，常用姜附之剂。而四逆散以药测证，知非阳虚阴盛，而由肝胃气滞，气机不畅，阳郁于里，不能通达于四末所致，本方证之厥，只见于手足之末，与四逆汤之厥过肘过膝有别，故不属于阳虚阴盛之少阴病。《伤寒括要》云：“此证虽云四逆，必不甚冷，或指头微温，或脉不沉微，乃阴中涵阳之证，惟气不宣通，是以逆冷。”此言深得仲景要旨。清代柯琴云：“条中无主证，而皆是或然证，四逆下必有阙文，今以泄利下重四字移至四逆下，则本方乃有纲目。”肝木受邪，每多侮土，本条腹痛，泄利下重，正是木邪乘土，肝胃不舒，可见“泄利下重”是解开四逆散的辨证突破点。难怪后世称柯琴为伤寒第一功臣，其功甚伟。四逆散由柴胡、芍药、枳实、甘草等四味药组成，其功用准确地说，应为“疏肝理脾、透达郁阳”，方中柴胡，既可疏肝解郁，调畅气机，又可透热解肌，使郁热得以外出，而四末厥逆可复，配用白芍缓肝、柔肝养阴使热邪得透而不伤阴，此外芍药还可以和血脉，敛肝气之恣横，于土中抑木，善治腹痛，二药相伍，一收一散，配枳实则可泻脾气之壅滞，调中州之运化。柴胡、枳实同用，一升一降，可以加强疏肝理气之功，以达阳郁。枳实、芍药相伍，为《金匮》枳实芍药散，善治气血郁滞之腹痛。芍药、甘草相伍，可以除血痹，缓急止痛，四药合用，共奏疏肝理脾、透解郁热、和中缓急之功。本方与小柴胡汤同为和解之法，所不同者，小柴胡汤用苦寒之黄芩，故以口苦咽干为主症，本方用甘草、芍药着重和里缓急，以腹痛里急为主症，小柴胡汤用人参、半夏侧重于和胃止呕，本方用芍药、枳实侧重于和营气，至于柴胡的功用两方是相同的。目前临床上常用的疏肝解郁的方剂，如后世的逍遥散，柴胡疏肝散都是由四逆散化裁而来的。余临床擅用四逆散治疗肝胃疾患，诸如颈下淋巴结炎、乳腺小叶增生、肋间神经痛、胃痛、胆囊炎、肝炎胁痛、胆结石等等，常用四逆散为基本方加减化裁，每多收效。有的医者还扩大了四逆散运用范围，广泛运用于治疗阳痿、干咳、慢性鼻炎等。总之，本方为治疗伤寒邪热内陷、阳气被郁之厥证而设，具有升降、开合、通阳、宣邪之效，为治热厥之主方。临床广泛用于内、外、妇科等多种杂病，但对于热厥重证如白虎汤证或承气汤证及阳虚阴盛之少阴寒厥决非所宜，临证注意鉴别值得我们谨慎从事。本方适应证为少阳病证，其辨证要点是：胸胁苦满，或腹痛，大便溏泻。

【临证实录】

(一) 胃脘痛案

马某，女，39岁，台州黄岩人氏，2009年6月2日初诊。

患者中脘胀痛已半载有余，时作时止，反复发作。刻诊：中脘胀痛，尤以食后为甚，胀甚于痛，胀甚时肚腹如球鼓起，得矢气则舒，嗳气善叹息，口苦口干，面色不华，二便尚调，苔薄白腻，脉弦细。经中西医结合治疗而其效不佳，经人介绍而延诊于余。亟以健脾和胃，理气化湿为法。

处方：党参10克，生苍、白术各10克，茯苓10克，生甘草3克，广陈皮6克，青皮10克，佩兰10克，藿香10克，制半夏10克，广木香(后下)10克，白蒺藜12克，阳春砂(冲服)5克。八剂。

二诊：2009年6月11日，药后中脘胀痛稍减，但时有胀闷，诸症基本同前，无多大进展，苔薄白，脉左关弦缓，右关缓弱。亟以疏肝解郁，和胃止痛为法。

处方：北柴胡10克，白芍15克，枳壳10克，炙甘草5克，川楝子10克，延胡索12克，广木香(后下)10克，佛手10克，广郁金10克，制香附12克，制厚朴10克，生麦芽30克。八剂。

三诊：2009年6月20日，药后中脘胀痛几失。效不更方，再进上方月余而痊，嗣后继以香砂六君子丸以善其后。

按：胃脘痛究其因多为食饮不节，或情志不畅，肝木犯胃，或脾胃虚寒。本案患者胃疾已半载，善叹息，得矢气则舒，因肝木主疏泄而喜条达，若情志不畅，肝木郁结不得疏泄，横逆犯胃而作痛，面色不华是土虚，脉弦细，是为土虚木贼之象。初诊效不佳，细审其证，改投四逆散疏肝解郁和胃，配用金铃子散等行气通络止痛，则疾可安。尤以方中木金散，取郁金活血解郁，配入云木香理气止痛，治疗胁、脘、腹诸痛奏效甚捷，余临证治疗肝郁气滞或脾气郁滞，木克土之胁痛、脘腹诸痛等，常取用四逆散合木金散，或金铃子散，或青囊丸等，屡试不爽。《医学薪传》云："通则不痛，理也，但通之之法各有不同……若必以下泄为通，则妄矣。"清代凌奂此言治疗胃脘疼痛的"通法"绝非简单的攻下以使通的一种，而是指所有具有畅通气机，调和血脉作用的方法，调血以和气，通也，上逆者使之下行，中结者使之旁达，亦通也，虚者助之使通，寒者温之使通，热者清之使通，皆通之法也，临床当以求治病本为则，循病因之治，以求"通则不痛"之效，非虚语也。

（二）胁痛案

伍某某，女，38岁，四川雅安人氏，2010年7月21日初诊。

患者两侧胸胁疼痛已年余，时作时休，缠绵不已，尤以入夜为甚，且疼痛部位固定，痛甚则有火灼感，口苦乏力，中州无不适，大便时溏，苔薄白微腻，脉弦细。B超示："肝胆脾未见异常。"在台州某医院住院期间给予消炎止痛治疗，治疗期间则两胁疼痛缓解，嗣后数日又犯，经人介绍延余诊治。亟以疏肝泄热，和胃止痛。

处方：青、陈皮各10克，白芍药20克，粉丹皮10克，炒栀子10克，绿萼梅15克，广郁金10克，广木香10克，醋香附12克，佛手片10克，橘络15克。十剂。

二诊：2010年8月1日，药后两胁部烧灼感顿失，但两胁疼痛仍时作时休，白昼缓，入夜为甚，口稍苦，大便时结时溏，精神不振，苔薄白，脉弦缓。

处方：北柴胡10克，白芍20克，枳实10克，炙甘草5克，川楝子10克，橘络15克，延胡索12克，蒲黄（布包）10克，五灵脂10克，醋香附15克，青皮10克，台乌药10克，广木香（后下）10克。十剂。

三诊：2010年8月11日，药后两胁疼痛几失，精神大振，二便尚调，予上方继伍入生麦芽30克，嘱再进匝月以固其效，嗣以疏肝健脾之剂善其后。

按：《素问·藏气法时论》篇云："肝病者，两胁下痛。"明确两胁下痛乃肝胆之疾也，胁为肝之分野，经脉所过，今肝脉不通，故两胁作痛。《丁甘仁医案》云："暴痛属寒，久痛属热，暴痛在经，久痛在络。"暴痛，指突然发作的剧烈疼痛，新病之痛，久痛，痛时久也。寒主收引，寒气客于脉外则血少，客于脉中则气不通，故卒然而痛，此乃暴痛，属寒之理也。久痛者，经络久不通畅，必郁而生热，故日久痛属热，痛久，邪由粗大的经脉渐深入细微的络脉，故日久痛在络。疼痛久新，一可测寒热属性，指导病因治疗，二可测病位，指导用药，直达病所。本案两侧胁肋疼痛已一载之久，故久病多瘀，久则必郁而生热，故胁肋有灼热感，口苦口干等症。投以四逆散疏肝理气止痛，失笑散合金铃子散，前方长于祛瘀止痛，后方长于理气止痛，一气一血，各有偏重增强疗效。尤以橘络一味，始载于《日华子本草》其味苦性平，具有宣通经络，行气化痰之功。余临床喜用橘络治疗胁痛病患，因橘核、橘叶、橘络三味其性都入肝经，治胁痛以橘络见长，乳痛以橘叶为良，疝痛唯橘核则消，临证不得不辨。本案三诊虽疾悉平，然再伍入一味大麦芽增强其疏肝之力，张氏锡纯云，麦芽与肝为同气相求，虽为脾胃之药，而实善舒肝气，微兼破血之性，用之亦源于此也。故辨证得法，诸药各属其司，一载久疴亦霍然矣。

(三) 右胁痛案

郑某某，女，35岁，山东德州人氏，2004年8月10日初诊。

患者右胁疼痛已一载之久，时作时止，反复发作。刻诊：右胁疼痛，痛有定处，且部位固定，时缓时止，白昼缓，尤以入夜为甚，善叹息，乏力短气，中州无不适，二便尚调，苔薄白腻，质黯，脉沉弦。B超示："肝胆无明显异常。"并排除肝炎，西医诊为"肋间神经痛"。前医多进消炎止痛以及疏肝理气止痛之法，然效时缓时作。亟以疏肝理气，祛瘀通络为法。

处方：柴胡10克，白芍20克，枳壳10克，炙甘草5克，茜草10克，杏仁10克，旋覆花(布包)10克，郁金10克，当归10克，桃仁10克。十剂。

二诊：2004年8月21日，药后右胁部疼痛已衰减大半，白昼已无不适，但入夜时有针刺感，中州无不适，苔薄白，脉弦细。

处方：柴胡10克，白芍20克，枳壳10克，炙甘草5克，杏仁10克，郁金10克，延胡索12克，瓜蒌皮10克，旋覆花（布包）15克，当归10克。十六剂。

三诊：2004年9月6日，药后右胁疼痛顿失，精神清爽，二便自调。效不更方，继进上方十剂以固其效，嗣以疏肝健脾之剂善其后。

按：胁痛一证，当以气血为先，大抵胀痛多属气郁，疼痛性质呈游走性而不定，刺痛多属瘀血，且部位固定。《景岳全书》云："但察其有形无形，可知之矣。盖血积有形而不移，或坚硬而拒按，气痛流行而无迹，或倏聚而倏散。"明确提出胁痛属气属血的辨证。本案右胁疼痛已一载之久，久病多瘀多滞尤以入夜为甚，当辨为瘀血停着胁下，非属气也。前医曾用疏肝理气之法，而效不佳，不能重蹈前辙。《临证指南医案》云："久病在络，气血皆窒。"当以四逆散疏肝理气合活血祛瘀之旋覆花汤加味而效甚捷，但尤以方中伍入杏仁、瓜蒌皮等品乃暗藏玄机。《素问·刺禁论》云："肝生于左，肺藏于右。"肝者为木在春，故气在左。肺者为金为秋，故气藏右也，即肝气从左升，肺气从右降，患者右胁疼痛，脉为弦象，乃肝气虽能左升，而肺气右降不能，壅滞于内，故右胁疼痛，治则当以疏肝理气通络中加入肃降肺气之旋覆花、杏仁等味。《本草问答》云："旋覆花滴露而生，本天之清气，故皆入气分以敛肺降气。"辨证得法，面面俱到，故尔奏效。正如《医宗金鉴·凡例》云："医者书不熟则理不明，理不明则识不精，临证游移，漫无定见，药证不合，难以奏效。"一语之见，掷地有声，实为后学者之戒也。

（四）鼻渊案

张某，女，16岁，台州石塘人氏，2009年5月2日初诊。

患者鼻流浊涕已二载余，素前额部时有胀痛，严重时呼吸亦觉不畅，嗅觉减退，痛苦异常，不能安心学习，西医诊为"慢性鼻窦炎"。其家人携其四处求医而无效，各大医院云其须动鼻腔手术治疗，后经人介绍延诊于余。刻诊：鼻流浊涕，黄浊为多，其味腥臭，前额部胀痛，急躁易怒，口苦口干，无发热恶寒，中州无不适，胃纳可，二便尚调，苔薄白腻，脉弦细。

处方：柴胡10克，白芍20克，枳壳10克，炙甘草5克，金银花15克，连翘15克，薏苡仁15克，牡蛎（先煎）15克，生石膏（先煎）15克，龙胆草5克。十剂。

二诊：2009年5月13日，药后鼻流浊涕明显减少，其色亦为黄白相兼，其质亦稀，中州无不适，苔薄白微腻，脉弦细。

处方：柴胡10克，白芍20克，枳实10克，炙甘草5克，薏苡仁20克，吴茱萸5克，石决明（先煎）15克，牡蛎（先煎）15克。十剂。

三诊：2009年5月24日，药后诸症基本已平，但遇风寒之邪亦有流涕，二便尚调，苔薄白，脉弦缓。

处方：柴胡10克，白芍15克，炙甘草5克，枳实10克，绵黄芪15克，生白术10克，防风6克，牡蛎（先煎）15克，吴茱萸5克，薏苡仁15克。十剂。

四诊：2009年6月5日，药后诸症悉平。效不更方，再进上方匝月以固其效，嗣续进厚土疏风之剂以善其后。

按：西医所谓“鼻窦炎”属中医学“鼻渊”范畴。鼻渊者，浊涕不止也。本病病位在肺、脾两脏，肺主皮毛开窍于鼻，若久病体弱，病后失养，肺脏亏虚，清肃无力，邪毒滞留，上结鼻窍，伤蚀肌膜而为病。若食饮不节，劳倦过度，气虚郁结，损伤脾土，致升降失常，气机失运，湿浊滞留，或久而化热，蕴结鼻窍，浸淫肌膜，湿浊腐物相杂而下为病。本病病程长，缠绵难愈。治疗方面历代医家多以肺家为病，多采用白芷、辛夷之类。《素问·气厥论》曰：“胆移热于脑，则辛頞渊。”细品《内经》此语，可知四逆散证中，亦可有鼻渊证，因四逆散能清肝胆郁火之故。张氏锡纯常用清肝胆之凉药治疗此疾，又如李氏冠仙亦喜用犀角地黄汤加味治疗，可谓一反传统之说，实乃增学术百家争鸣也。本案患者屡治几载而罔效，可知常用之法亦不可用也，余宗内经之说，此疾实由肝火上熏肺窍，上下之气隔塞所成耳。故投四逆散加味而效捷矣。方中牡蛎，余治疗鼻渊必伍入，因其含钙，也是治疗鼻渊的要药，当然含钙之物如石决明、生石膏、羚羊角等，临证酌情选用。

总之，病有新宿、虚实、寒热、表里之分，辨证用药，方可无误也。

（五）咳嗽案

石某，女，42岁，台州杜桥人氏，2009年4月20日初诊。

患者因外感反复咳嗽已二月有余，使用抗生素及止咳之药均罔效。刻诊：咳嗽时重时缓，咳甚则胸闷气逆，胁肋胀痛，常感痰涎滞于咽喉，量少质黏，咯之难出，口苦咽干，无鼻塞流涕，大便时结，舌质偏红，苔薄黄，脉弦微数。亟以疏肝调气，肃肺化痰为法。

处方：柴胡10克，白芍15克，枳实10克，炙甘草5克，前胡10克，桔梗10克，瓜蒌皮10克，杏仁10克，桃仁10克，紫苏梗10克，郁金10克，海浮石10克。八剂。

二诊：2009年4月29日，药后咳嗽已衰减大半，大便尚畅，胁痛已平，中州无不适，苔薄白，脉小弦。

处方：柴胡10克，白芍15克，枳实5克，炙甘草5克，桔梗10克，枇杷叶15克，旋覆花（布包）10克，天花粉10克，北沙参10克，桃、杏仁各10克。八剂。

三诊：2009年4月7日，药后诸症悉平。效不更方，继进上方十剂以固其效，嗣用健脾化痰止咳之剂善其后。

按：《素问·咳论》篇云："五脏六腑皆令人咳，非独肺也。"《内经》强调了致咳之因，并不限于肺之一脏，因肺朝百脉，与五脏六腑均紧密相连，故五脏六腑之病邪，可上注于肺而致咳，故咳嗽之治，勿汲汲于肺，而从全身着眼。本案久咳二月余，无鼻塞流涕，已由外感转内伤之咳，咳甚胸胁胀痛，面赤咽干，大便干结，知肝火犯肺，乃为木郁伐金，气滞上逆之咳嗽。清代尤怡亦云："久咳胁痛，不能左侧，病在肝，逆在肺。"故以四逆散调气疏肝，紫苏梗、桔梗疏解宣肺而开发上焦，前胡、瓜蒌皮化痰止咳而润肺降逆，郁金理气和络，天花粉、北沙参养阴生津敛肺。肺与大肠相表里，肺气宣通而大便亦畅，杏仁、桃仁止咳而润肠。《临证指南医案》云："初病在经，久痛入络，以经主气，络主血。"故佐入桃仁既润肠止咳，又能宣通肺络，诸药组合严谨，丝丝入扣，各得其司，其效亦捷也。咳嗽的治疗，除了直接治肺脏外，还应注意肝、脾、肾各脏的整体治疗。外感咳嗽忌敛肺留邪，当因势利导，肺气宣畅则咳自止也。内伤咳嗽应防宣散伤正，须从调护正气着手。总之，咳嗽治疗决不能见咳止咳，必须按照不同的病因分别处理。《医学三字经·咳嗽》云"咳嗽不止于肺，亦不离于肺"，陈氏之言突出了咳嗽是肺脏的主症，五脏六腑固然皆令人咳，但他脏之邪必及于肺而后才能发病，不及于肺则不会作咳，故曰咳嗽不止于肺，亦不离乎肺。可见陈氏之论学源于经旨，又高于经旨，这对于我们在临床治疗咳嗽有着深远的指导意义。

(六) 瘰疬案

案一：张某某，女，38岁，台州天台人氏，2005年5月15日。

患者二年前发现右颈部有不明原因淋巴结肿数个。天台中医院检查示：胸部未发现异常，PPD检查为强阳性，诊为右颈部淋巴结结核，予四联抗结核药治疗半年，右颈部结节无明显减小。刻诊：右颈前及右下颌下均可触及数枚如蚕豆大小的淋巴结，可移动，与周围无粘连，压之有触痛，情志抑郁，右胁部时有胀痛，中州无不适，二便尚调，苔薄白，质淡，脉细。亟以疏肝解郁，化痰散结为法。

处方：柴胡10克，白芍20克，枳实10克，炙甘草5克，玄参15克，生牡蛎(先煎)30克，浙贝母15克，郁金10克，夏枯草15克，猫爪草15克，三棱10克，莪术10克。十剂。

二诊：2005年5月26日，药后右颈部淋巴结肿视之同前，但触压之已衰减大半，舌脉同前，继以上方加减出入为法。

处方：柴胡10克，白芍15克，枳实10克，炙甘草5克，玄参20克，三棱10克，莪术10克，郁金10克，黄药子10克，猫爪草15克，夏枯草15克，生牡蛎(先煎)30克，浙贝母10克，炮甲珠10克。十六剂。

三诊：2005年6月13日，药后右颈部部肿大淋巴结已变软，无触痛，但胃纳不振，予上方伍谷、麦芽各15克、神曲10克，连进三月而平。

按：《儒门事亲·瘰疬》云："瘰疬结核……少阳经多气少血之病也。"瘰疬多生于颈项，也有生于腋下者，但皆在人体之侧，少阳经所过之处。少阳经，乃多气少血之经，瘰疬多为忧思恼怒，气机郁结而成，故气多，其虽肿硬坚实如核，但溃后脓稀无血或少血。由此可知，瘰疬结核是少阳经多气少血之病也。《辨证奇闻》云："……盖瘰疬之症，多起于痰，而痰块之生，多起于郁……"故治疗当以疏肝解郁，化痰散结为主。本案以四逆散疏肝解郁理气合消瘰丸化痰散结，本案患者发病已达二载之久，久病多瘀，故予二诊中配入山甲以增其效。《得配本草》云："山甲性咸，微寒，入厥阴、阳明经，窜走经络迅达病所，消痈疽，除痰疟，破血结。"余临证凡遇棘手之疾，每每伍配山甲往往力挽沉疴。然此物价格昂贵，应量力而行。忆三年前曾治一坐骨神经痛而不能行走患者，中西医结合治疗无效，予方中伍入山甲一味，连进一周弃杖而行，非临床亲历者，亦难信也。

案二：龚某，女，42岁，湖南人氏，2003年12月2日初诊。

患者颈部无意发现淋巴结肿已三月，大如蚕豆，小如绿豆，并压之疼痛，善叹息，口苦咽干，郁怒时伴胸胁胀痛，中州无不适，溲黄，大便干结，苔黄厚腻，脉弦滑。亟以疏肝散结，清化痰热。

处方：柴胡10克，白芍20克，枳实10克，炙甘草5克，黄连5克，制半夏10克，瓜蒌皮10克，浙贝母15克，玄参15克，生牡蛎(先煎)30克，郁金10克，夏枯草15克。十剂。

二诊：2003年12月13日，药后颈部结肿自摸稍减小，但压痛明显减轻，中州无不适，苔薄黄腻，脉弦滑。

处方：柴胡10克，白芍15克，枳实10克，炙甘草5克，三棱10克，莪术10克，夏枯草15克，炮甲珠10克，玄参15克，浙贝母20克，生牡蛎(先煎)30克。嘱服二月诸症悉平。

按：《素问·至真要大论》云："谨守病机，各司其属。"审察病机，就是审察疾病的本质关键，疾病变化所在，概言之，就是辨证法则，辨证论治与辨病相结合是中医治病必须遵循的根本法则。本案亦为瘰疬之证，只是因痰热互结所致，故取四逆散疏肝理气合小陷胸汤清热涤痰开结而取效。只要辨证明确，何愁疾不愈乎！

(七) 乳癖案

朱某某，女，45岁，台州路桥人氏，2003年5月6日初诊。

患者右乳房有两个活动性硬结，在台州某医院切片检查，排除癌变，诊为"乳小叶增生"。乳房胀痛，尤以经前则肿块增大，肿痛明显，甚则痛引两胁，经后则减轻，口苦心烦，中州无不适，大便时结，苔薄白，脉弦细。亟以疏肝理气，消肿散结。

处方：柴胡10克，白芍20克，枳实10克，炙甘草5克，广郁金10克，浙贝母15克，生牡蛎(先煎)30克，玄参15克。十剂。

二诊：2003年5月17日，药后经至乳房胀痛已衰减大半，余症同前，再予上方加味出入。

处方：柴胡10克，白芍15克，枳实10克，炙甘草5克，郁金10克，浙贝母20克，三棱10克，莪术10克，白芥子15克，牡蛎(先煎)30克。三十剂。

三诊：2003年6月18日，药后乳房肿块明显减小，经至亦无明显反应，中州无不适，苔薄白，脉弦缓。效不更方，继进上方近二月而痊。

按：乳癖之名首见于《中藏经》，至明清二代，对乳癖认识较为全面。《外科正宗》曰："乳癖乃乳中结核，形如丸卵，或坠垂作痛，或不痛，皮色不变，其核随喜怒消长。"指出其临床特点是肿块可随情志改变而变化，认为此疾多由思虑伤脾，恼怒伤肝，郁结而成也。《疡科心得集》对此疾也作了较详细的论述："良由肝气不舒郁结而成，肝气有所不舒，胃见木之郁，惟恐来克，伏而不扬，气不敢舒，肝气不舒，而肿硬之形成；胃气不敢舒，而畏惧之色现，不疼不赤，正见其畏惧也。"治法不必治胃，但治肝而肿自消矣。本病的基本病机是气滞、血瘀、痰凝互结于乳房。本案投以四逆散疏肝理气解郁，牡蛎、浙贝母、夏枯草化痰散结，三棱、莪术相须为用活血散瘀消结增强疗效，尤以伍配白芥子甚为关键，本品辛温气锐，性善走散，治胁下及皮里膜外之痰，非此不达。

先师陈瑞春教授曾云，"此症若除外占位性病变，且肿块不超过核桃大小，用四逆散加味亦能取效。但治疗不能求速效，欲速则不达。当以持之以恒服药，则令其渐消渐散，待乳核消散后必中病即止，以免过耗元气"。此语颇为平允。

【综述】

四逆散主治四肢厥逆证，故冠以"四逆"为名。厥逆一证，有寒热之分别，然本方所治四逆乃属热邪传里，陷入于里，郁遏阳气不能外达四肢，故见四肢逆冷，取其意在和解表里，疏畅其阳，使邪热不内郁，则阳气透达，厥逆自除。临床所遇阴寒厥逆之证，须用温阳之剂，本方则非所宜。那么，仲景为什么把四逆散的证候归纳于少阴病呢？少阴病的治法各异，有宜温、宜吐、宜清、宜下之别，甚至有急下证、急温证的存在，其治法亦有虚实寒热之别，可见少阴病乃是对具有某类症状的病证总称。虚寒性的少阴病证应归属于少阴病，是少阴病的一种类型而已，而四逆散证的少阴病，不属于虚寒性的少阴病，应归属于肝郁、气血郁滞一类。四逆散是治疗少阴阳气郁遏、枢机不利而致四肢厥冷的要方，少阴主水火二气，心肾之水火阴阳相互既济，而少阴枢机是维护水火阴阳的交济，所以“少阴为枢”，如少阴枢机不利，阳气被郁，不能通达于四末，而导致四肢厥逆。本方用途甚广，可治疗痉挛性疼痛疾病，如胆囊炎、痛经、慢性胃炎、胆结石等；可治疗功能失调性疾病，如神经性头痛、紧张性晕厥、功能性排尿困难等；可治疗以少阳经为病变的疾病，如偏头痛、肋间神经痛、肝胆疾患、乳腺疾患、甲状腺疾患等；可治疗精神紧张性疾病，如阳痿、早泄、更年期综合征、经前期紧张综合征、神经官能症、神经性呕吐等。从临床运用角度来看，此方证见症多端，治疗变化繁多的疾患，单用四逆散力量是远远不够的，如治疗瘀血积块病证兼有四逆散证时，区区四味药是很难收效的，故清代王清任创血府逐瘀汤就是在四逆散的基础上扩展其运用范围，除了随证加味治疗，其方中的药物，亦随具体情况而作变化，如余治疗胆道疾病时往往方中白芍改用赤芍，方中的枳实改用枳壳，当然随情酌选，不能拘泥之。李中梓云：“此证虽云四逆，必不甚冷，或指头微温，或脉不沉微，乃阴中涵阳之证，惟气不宣通，是以逆冷。”李氏之言，颇通仲圣之旨也。

柴胡加龙骨牡蛎汤

【方论新解】

《伤寒论》107条云:"伤寒八九日,下之,胸满烦惊,小便不利,谵语,一身尽重,不可转侧者,柴胡加龙骨牡蛎汤主之。"纵观此方由大、小柴胡汤,柴胡桂枝汤,桂枝甘草龙骨牡蛎汤等方综合加味而成。夫烦者,三焦之病也,小便不利,亦是三焦气化之疾也;惊者,胆疾也;谵语者,惊所致也。三焦主枢机,胆亦主枢,皆属少阳是也。枢机不利,阳虚则邪气内陷,故胸不能开而满,少阳郁陷不能转枢,故身不能转而重。综合分析其病机为太阳误下之邪弥漫泛于三阳之表俱病,肝郁气滞,痰热互结,虚实寒热错杂之三阳并病证。柴胡加龙骨牡蛎汤启生阳以转枢之方也,凡病机内陷不出者,亦借此方以启之。是方以小柴胡汤和解枢机,扶正祛邪为主,龙骨启少阴之阳,以救三焦之枢,牡蛎启厥阴之阳,以救少阳之枢,桂枝通阳和表,加茯苓助心主神,铅丹气辛味寒,本金水之精,经火化变赤,能镇惊除热下气,大黄清阳明之热以降内逆之火,参、姜、枣益气和营,扶正祛邪。总之,本方为寒温并用,攻补兼施,升降并行,使邪气从内外而解,从而达到机体阴阳之协调。本方适应证为太阳少阳阳明合病证,其辨证要点是:小柴胡汤证见有气冲心悸,烦惊不安,二便不利。

【临证实录】

(一)失眠案

张某某,女,37岁,台州黄岩人氏,2011年4月5日初诊。

患者不寐已近半载,每晚彻夜不眠,同时服用4片舒乐安定片,亦只能浅睡1～2小时,痛苦不堪,尤入夜见床而恐惧,伴头晕耳鸣,烦躁易怒,心烦口苦，吞酸恶心，胆怯善惊，苔腻而黄，质红，脉滑数。观其病历曾服用中药如归脾汤及酸枣仁汤加味治疗。西医诊为“神经官能症”，曾服大量镇静剂以及心理医师咨询亦无效。亟以和解清热，镇惊化痰为法。

处方：柴胡 10 克，制半夏 10 克，潞党参 15 克，炙甘草 5 克，黄芩 10 克，大枣 10 枚，郁金 10 克，淮小麦 30 克，合欢花 15 克，生龙、牡各(先煎) 20 克，陈皮 10 克，茯苓、茯神各 15 克，淡竹茹 15 克，枳实 10 克。十剂，安定片撤退性减量。

二诊：2011 年 4 月 16 日，药后每晚能浅睡近 4～5 小时，安定片亦从 4 片减至 1 片，余症同前，痰热之象尚未清除，继进上方酌减进取。

处方：柴胡 10 克，制半夏 10 克，孩儿参 12 克，炙甘草 5 克，黄芩 10 克，黄连 5 克，郁金 10 克，淮小麦 30 克，合欢花 15 克，生龙、牡各(先煎)30 克，陈皮 6 克，茯神 15 克，淡竹茹 15 克，枳壳 10 克，石菖蒲 10 克，远志 5 克，珍珠母(先煎)30 克。十剂。

三诊：2011 年 4 月 27 日，药后每晚能入睡 5 小时左右，精神大振，诸症趋平，口微苦，苔薄黄，脉滑缓。效不更方，予上方佐入夏枯草 10 克，继进匝月而瘳，嗣以养血安神，和中定志以善其后。

按：《医宗必读·不得卧》云：“不寐之故，大约有五，一曰气虚，一曰阴虚，一曰痰滞，一曰水停，一曰胃不和。大端虽五，然虚实寒热，互有不齐，神而明之，存乎其人耳。”李氏可谓全面概括了不寐的病因，然临证必详而辨之，本案患者触事易惊，心烦口苦，舌质红，苔黄腻，脉滑数，为痰热扰心而致不寐，阴阳不交，目眩、口干苦为少阳本证。柴胡加龙骨牡蛎汤合温胆汤加味疏肝化痰，清热镇惊安神，病机合宜，故起效甚捷。二诊伍入性味咸寒之珍珠母，入足厥阴经有安魂定魄作用，加强方之疗效，尤以三诊伍入夏枯草颇为得宜，盖半夏得阴而生，夏枯草得至阳而长，是阴阳配合之妙也。为医者，欲治疾，必先察病源，先候病机是也。

(二) 癫痫

付某某，女，17 岁，四川宜宾人氏，2009 年 7 月 26 日初诊。

患者每月至少三次突然跌倒，神志不清，两手抽搐伴口角流涎，口中无作猪羊叫声，数分钟后亦醒如常人，发病已有数载，中西医给药治疗均无效。刻诊：患者沉默少言，面带倦容，哈欠频作，夜寐尚可，口苦口干，时时吐痰，中州无不适，大便数日一行，苔白腻，质暗紫，脉弦滑。其母代诉因其年少时经常高热而得不到及时救治，致使反复抽搐。亟以清肝熄风，开窍定痫祛瘀为法。

处方：柴胡10克，制半夏10克，党参15克，炙甘草5克，黄芩10克，淮小麦30克，茯神15克，淡竹茹15克，陈皮6克，枳壳10克，天竺黄10克，生龙、牡(先煎)各30克，石菖蒲10克，丹参15克，桃仁10克。十剂。

二诊：2009年8月4日，药后癫痫发作每月已衰减大半，中州无不适，舌脉同前，继以上方加味酌治。

处方：柴胡10克，制半夏10克，党参15克，炙甘草5克，黄芩10克，淮小麦30克，茯神15克，淡竹茹15克，陈皮10克，枳壳10克，胆南星5克，全蝎2克，蜈蚣1条，生龙、牡(先煎)各30克，石菖蒲10克，桃仁10克。二十剂。

三诊：2009年8月25日，药后癫痫偶发，中州无不适，苔薄白微腻，脉弦缓。继以上方酌作加减调治为法。

处方：柴胡10克，制半夏10克，孩儿参12克，炙甘草5克，黄芩10克，淮小麦30克，茯神15克，淡竹茹15克，枳壳10克，远志5克，全蝎5克，蜈蚣1条，丹参15克，生龙、牡(先煎)各30克，广地龙10克，嫩钩藤(后下)15克，胆南星5克。三十剂。

四诊：2009年9月25日，药后近月癫痫无发作，虑其为久患之疾，必为复作，故不时予上方给药近半载而痊，嗣后以健脾养心，益气安神之剂善其后。

按：癫痫病发作有突发性、短暂性，以及反复性的特点。后世医家多认为本病为各种因素所导致"脏气不平""痰涎壅塞"所致。如《医学纲目》云："癫痫者，痰邪逆上也。"然"脑为元神之府"外伤之后，气血瘀阻，络脉不和，肢体抽搐，亦发此疾。综合分析，本证之形成，大多与惊恐，先天不足，跌打损伤等因素导致脏腑失调，痰浊阻滞，气机逆乱，风阳内动所致。本案患者患此疾已数载之久，久病多瘀，并且舌质暗紫为气血瘀阻络脉不和的一个明证。投柴胡加龙骨牡蛎汤佐入全蝎、蜈蚣等虫类药物，以熄风解痉镇痫，再酌加桃仁、丹参活血化瘀之品以祛瘀滞，进一步提高临床疗效。余对于久患癫痫者必伍入全蝎、蜈蚣相须合用,以加强其止痉定搐之力。但二者味辛,有毒之品,用量应加以严格控制,以免孟浪。对于全蝎,《本草衍义》云:“大人小儿通用,惊风尤不可缺。”然全蝎对于抽搐,手足震颤者较为适用,而蜈蚣力猛性燥,善走窜通达,熄风止痉之力较强,故对于角弓反张,强直痉挛者疗效较好。对于二者作用区别点加以辨别,临证不可不知。清代徐灵胎谓此方“下肝胆之惊痰,治癫痫必效”。可见前贤经验,信不我欺也。

(三)绝经前后诸证案

陈某某,女,48岁,湖北荆州人氏,2009年6月2日初诊。

患者已停经半载有余,时时莫名烘热汗出,头目眩晕,烦躁易怒,心悸失眠,腰膝酸软,中州时有不适,大便干结,苔薄白,质红,脉弦细数。西医诊为“更年期综合征”。西医未予治疗而延治于中医。

处方:柴胡10克,潞党参15克,制半夏10克,黄芩10克,生龙、牡(先煎)各30克,合欢皮15克,酸枣仁20克,肥知母10克,川芎5克,茯神15克,百合30克,淮小麦30克,炙甘草5克,大枣10枚。十剂。

二诊:2009年6月13日,药后诸症已衰减大半。效不更方,予上方加减出入为法,以观进退。

处方:柴胡10克,孩儿参10克,制半夏10克,黄芩10克,生龙、牡(先煎)各30克,炙甘草5克,女贞子15克,生地黄15克,百合30克,淮小麦30克,川芎6克,墨旱莲15克,大枣10枚,柏子仁15克。十剂。

三诊:2009年6月24日,药后诸症基已悉平,但中脘时胀闷,知中土已虚,可见补法戒急骤,善补水者,亦可予土中而求之,俾谷气全而精髓自生,此乃“至妙之法”。

处方:柴胡10克,孩儿参12克,制半夏10克,黄芩10克,生龙、牡(先煎)各15克,炙甘草5克,生地黄15克,百合20克,茯苓15克,炒谷、麦芽各15克,神曲10克,大枣10枚,陈皮10克,柏子仁15克,女贞子15克,墨旱莲15克。十剂。

四诊:2009年7月5日,药后诸症已痊,中州无不适。效不更方,继进上方匝月以固其效,嗣予滋阴补肾之剂善其后。

按：妇人绝经前后，肾气不足，天癸渐衰，冲任二脉虚衰，肾亏天癸竭的过程加剧，使阴阳平行失衡，脏腑气血失调，从而在绝经前后出现诸多不适之症，在此期间的妇人易处于“阴常不足，阳常有余”的状态。虽然临床以肾亏居多，然而肾的阴阳平衡失调，直接影响到心、肝、脾等脏器，其病机复杂常可兼夹气郁、痰湿、瘀血等因素，故治疗各因其宜。本案患者素脾土不足，过多肝肾之药伐其土气，使其中州失序，故三诊佐合六君子加味，去白术因“术满中宫”之训，王氏旭高云：“肝虚无直补之法，补肾即所以补肝，中虚有兼补之方……”余临床疗此疾，大多以肝论治为主，而兼顾他脏不足，常投柴胡加龙骨牡蛎汤加味，而效如桴鼓相应。

(四) 心悸案

龚某某，女，42岁，浙江丽水人氏，2006年3月26日初诊。

患者数年前因患心脏疾病，心电图示：“窦性心律，房性期前收缩。”刻诊：心悸不宁，胸闷短气，甚则窒塞难忍，善惊易怒，多梦少寐，时胸胁苦满，口苦咽干，腰膝酸软，手足心热，大便时结，质红少苔，苔薄黄腻，脉结代。

处方：柴胡15克，黄芩10克，党参12克，桂枝10克，炙甘草5克，生龙、牡(先煎)各30克，茯神15克，制半夏10克，制大黄(后下)10克，瓜蒌皮、仁各10克。十剂。

二诊：2006年4月7日，药后心悸胸闷已衰减大半，大便常，但腰脊酸困，五心烦热，先予滋阴养肝复脉法顾其阴液。

处方：生地黄20克，玄参15克，麦门冬15克，当归12克，川芎6克，知母10克，茯神15克，酸枣仁12克，石斛12克，地骨皮12克，生甘草5克，生龙、牡(先煎)各20克。十剂。

三诊：2006年4月18日，药后阴液已复，再予柴胡加龙骨牡蛎汤加味调治数月而平。后随访半载未作。

按：《医学心悟》云：“惊者，惊骇也。悸者，心动也。恐者，畏惧也。此三者皆发于心，而肝肾因之。”观其脉症，本案为肝气郁结，肾阴亏损所致，盖肝木怫郁，气逆扰心则胸胁苦满，心悸脉结，肾阴亏虚，水不济火则腰脊酸痛，烦热易惊，先宜调肝木，继以滋肾水，肝肾二脏协调，心悸自已矣。

【综述】

柴胡加龙骨牡蛎汤和解少阳，化痰泻热，重镇安神，此方涉及少阳、阳明、太阳三经，因此对上、中、下三焦之余热积滞、肝郁、气滞、痰凝所引起精神方面疾患，在辨证前提下均可加味施治。徐氏灵胎指出此方能下肝胆之惊痰，以之治癫痫必效，由此推断此方更多侧重于疗肝胆疾患。余临证运用此方顾名思义，即小柴胡汤合龙牡加味而成，祛性寒有毒铅丹，其效亦佳。虽铅丹本矿土之精，以捍卫阳明，取阖阳明之义，然此物有毒，临床亦曾有报道铅丹中毒案例，今有生铁落或代赭石代而行之，如用之须用纱布包煎，先煎半小时以上再纳诸药，其一次用量亦不超过 6 克以上，常用量在 3～6 克，且不可长期服用，以免蓄积中毒，当然这是个人临床观点与体会，关于这个问题曾质难过业师陈瑞春教授，先生亦有同感，在先生的著作《伤寒实践论》中柴胡加龙骨牡蛎汤临床运用亦去铅丹等味，当然仲景在此方中伍入铅丹，是具有它特定意义的组方作用，余弃此品不用，只是个人学术观点，有待探讨。对此方提出疑问的医家汪琥云："是方也，表里齐走，补泻兼施，通涩并用，恐非仲景之旧，或系叔和采辑时有差错者。若临是证而用是药，吾不敢也。何也？倘谓胸满谵语是实证，则当用大黄者，不当用人参。倘谓惊烦，小便不利，身重是虚证，则当用人参、大枣、茯苓、龙骨等药，不当用大黄，况龙骨、牡蛎、铅丹，皆系重坠收涩阴毒之品，恐非小便不利、身重者所宜。《尚论篇》称此方有安内攘外，补天浴日之功，余实愚蒙，不敢信以为是也。"不管历代学术争论是非，然本方主要用在精神神志方面疾患的治疗，的确胜任用之，如抑郁症、精神分裂症、癫痫等，只要辨证正确，加减得当，不失为治疗精神类疾病的一首良方也。忆数年前曾治临海一癫痫患者，其发病已二十余年，服西药亦每日频发数次，投此方加味治疗仅服半月，其父偷偷停用西药，癫痫只每月偶犯，见其效后，其父乃详其情，余质问之，为何不撤退性停药，而过早停药，对曰，此乃检验中医是否灵验，余无语，后再予此方基础上加味治疗近一载有余而瘳。

小柴胡汤

【方论新解】

小柴胡汤由柴胡、黄芩、人参、半夏、甘草、生姜、大枣等味组成，本方为治疗伤寒邪在半表半里而设。所谓半表半里，指病邪既不在表，亦不在里，而介于表里之间的病证。《伤寒明理论》云："伤寒邪在表者，必渍形以为汗，邪在里者，必荡涤以为利。其于不外不内，半表半里，既非发汗之所宜，又非吐下之所对，是当和解则可矣。"少阳病主症有寒热往来、胸胁苦满、默默不欲饮食、心烦喜呕，但见一症便可考虑为少阳病。分析其因，邪正相争于半表半里，邪郁则恶寒，正胜则发热，故寒热往来；邪犯少阳，经气不利，而胸胁苦满；肝胆气机不畅，升降失司，故见神情默默，心烦喜呕；胆火上蒸，则见口苦咽干，目眩，头晕等症。方中柴胡配黄芩是肝胆药，经腑同治，一升一降疏泄肝胆，条达气机，半夏配生姜和胃降逆，又各小半夏汤为治少阳"喜呕"的要药，同时亦有疏通少阳郁滞作用。人参、甘草、大枣为脾胃药，甘味益脾，起扶正祛邪及实脾以绝邪气传变作用。综观全方具有疏肝利胆、调和营卫、健胃运脾等作用。历代学者公认此方为少阳病主方，作为和解剂的首方，实际小柴胡汤的临床应用不仅限于此，仲景所论述小柴胡汤证治之广，迥非少阳一证以偏盖全。仲景在小柴胡汤方后列举了七个加减变化之法示人以法，旨在强调小柴胡汤可以灵活加减变化。自从小柴胡汤出方后，历代医家丰富了它的内涵，如后世柴胡陷胸汤、柴平汤等诸方，以及吴又可达原饮及王清任血府逐瘀汤等亦不失为小柴胡汤演变与发展。那么小柴胡汤作用机制又是什么呢？余认为其主要机制是该方能使"上焦得通、津液得下、胃气因和"。这样既扩展了小柴胡汤的应用范围，也全面概括了小柴胡汤作用机制。

总之，本方具有寒热并用、攻补兼施、和解少阳、升降气机、疏利三焦、运行气血等作用，是一首外感可治、内伤能调、虚证可补、实证可泻的多功能常用方剂。

【临证实录】

(一) 外感发热案

陈某某，男，12岁，台州椒江人氏，2004年4月2日初诊。

患者因外感发热已十余天，西医使用消炎药静脉滴注治疗亦无效。刻诊：头痛目眩，微恶寒，胸闷泛恶，体温：38.5℃，日轻夜重，口苦咽干，溲黄，大便数日不行，苔薄白腻，脉弦数。

处方：柴胡24克，制半夏10克，黄芩10克，北沙参15克，炙甘草5克，生姜3片，大枣3枚，生石膏(先煎)45克，桂枝10克。三剂。

二诊：2004年4月5日，药后二剂知、三剂已，惟大便涩难，苔薄白，脉弦缓。

处方：柴胡12克，制半夏10克，黄芩10克，北沙参15克，炙甘草5克，桔梗10克，生姜3片，大枣3枚，瓜蒌皮、仁各15克。三剂。

三诊：2004年4月9日，药后诸症不再，继以祛风健脾和胃之剂善其后。

按：外感发热，郁热肌腠，卫表失和，故见身热，微恶风，然头晕，口苦咽干，脉弦数为少阳症俱，大便虽数日不行，但苔未黄故不可下，仲景已有明文，如是表里同病，发表不宜，攻里亦不可，惟和解一法也。经方家胡希恕先生常用小柴胡加石膏汤治疗外感表解而发热久不退者有捷效。对于柴胡剂量，余临床体会，如升清阳气一般用3～5克，疏肝胆气滞者一般用7～10克，高热或久热不退者一般为15～24克。张氏锡纯云："柴胡非发汗之药，而多用之亦能出汗。"小柴胡汤多用之八两，按今剂量计之，一剂可得八钱，可见柴胡乃不失为退热之良药。本案虽为儿童，小柴胡汤重用柴胡乃为安不受邪之地，以防传变也。

(二) 低热不退案

李某某，女，52岁，陕西人氏，2005年5月8日初诊。

患者低热缠绵不已三月余，体温多在37～38℃之间，白昼上午体温正常，尤以午后3时体温始升，至晚上10时发热渐退，反复如此，日复一日，甚为苦恼。在台州某大医院住院查抗“O”、血沉、肥达反应各指标均正常，后又检查骨髓涂片检查亦正常，西医诊为“不明原因发热待查”。经多方面用药亦无效，后经人介绍延诊于余。刻诊：低热，体温37.8℃，精神倦怠，面色不华，口苦咽干，头目眩晕，胃纳欠佳，二便尚调，苔薄白腻，脉弦数。

处方：北柴胡12克，黄芩10克，北沙参15克，制半夏10克，生姜3片，粉葛根15克，大枣3枚，白薇10克，生石膏(先煎)45克。八剂。

二诊：2005年5月14日，药后低热数天偶发，舌脉同前，继进上方加味以观进退。

处方：北柴胡12克，淡子芩10克，制半夏10克，北沙参15克，生姜3片，佩兰10克，藿香10克，葛根15克，大枣3枚，青蒿15克。六剂。

三诊：2005年5月23日，药后低热未犯，苔薄白，脉弦缓。继予小柴胡原方六剂以善其后。

按：不明原因低热在临床上很常见，且其病因复杂，低热无阴虚之象，亦非湿遏之，状若阴虚，实即风寒表证，误用寒凉以致低热不退，治之不能滋阴退热，亦不可透湿泄热，而宜调和表里以求治。本案不明原因低热已三月之久，而缠绵不已，详阅其诊治经过不是全身检查就是反复使用不同抗生素，致使患者食纳不振，脾阳不运，水湿内停，苔厚腻，尤以患者低热时间都发生在下午3时至晚上10时，而脉弦数，其实为辨证之关健，仲景已有明文，少阳病，欲解时，从寅至辰上。少阳病为枢机不运，胆火内郁之证，须木气条达，枢机转运，胆火疏泄，方可愈疾。由而可见，寅至辰，乖自然界阳气升发，万物清和之际，其利自不待言。被郁胆火易于透达疏泄，失运之枢机自能运转，三焦畅通，故投小柴胡汤迎刃而解，使缠绵数月之疴不再。

(三) 咳嗽案

陈某，男，46岁，四川宜宾人氏，2006年2月20日初诊。

患者素体虚弱，易感冒，因气候稍变而患咳嗽，身楚倦怠，干咳咽痒不爽已二周余。刻诊：干咳少痰，咯之难出，咽痒为甚，口干微苦，中州时有不适，苔薄白，脉弦浮无力。

处方：柴胡10克，制半夏10克，淡子芩10克，北沙参15克，炙甘草5克，前胡10克，紫苏叶10克，葛根15克，桔梗10克，白前10克。六剂。

二诊：2006年2月27日，药后诸症已衰减大半，但微有口干，苔薄白，脉弦缓。

处方：柴胡10克，制半夏10克，淡子芩10克，北沙参15克，炙甘草5克，前胡10克，瓜蒌皮、仁各12克，天花粉10克，浙贝母10克，桔梗10克。六剂而痊。

按：《素问·咳论》云："五脏六腑皆令人咳，非独肺也。"凡咳嗽者，多从肺论治，这或许是常理，而久咳不已，亦不能停留在治肺一个层面考虑，应从多角度辨证求因。本案非肝火犯肺，亦非肺阴亏耗，而是风寒客肺，体弱卫外不固，肺气不利，故干咳少痰，属虚人外感咳嗽，小柴胡汤旨在疏肝理气，健脾和胃，使之三焦舒畅，肺气复司其职，而咳自止。选用前胡、紫苏叶、葛根宣肺达邪之功。《类证治裁·咳嗽》之"症见虚寒，咳久不已者，均勿清嗽，但补元气，嗽自止"，实为经验之谈也。小柴胡汤加味治疗虚人外感咳嗽，其意在调其周身气机畅通，三焦畅顺，肺气复司，其咳亦止，临床屡试不爽。咳嗽虽为小疾，但往往使人束手无策，亦不可小视之。

(四) 头痛案

何某某，女，28岁，湖南凤凰人氏，2005年9月21日初诊。

患者头痛已近一载之久，且疼痛部位在两耳前后及头之两侧为甚，时重时缓，每于恼怒及情绪波动时而诱发。刻诊：头部两侧及双耳前后胀痛，伴胸胁胀满，口苦咽干，烦躁易怒，月经周期前后不定，中州无不适，二便自调，苔薄白微腻，脉弦紧。一直服止痛消炎之类，如西比灵等，服之有效，不服则无效，总难根除。

处方：柴胡10克，制半夏10克，黄芩10克，党参15克，炙甘草5克，白芷10克，生姜3片，大枣3枚，川芎10克，葛根20克，生地黄10克。十剂。

二诊：2005年10月2日，药后头痛频率减，其痛程度亦缓。效不更方，酌作上方加味，以图其本。

处方：柴胡10克，制半夏10克，黄芩10克，党参15克，炙甘草5克，白芷10克，生姜3片，大枣3枚，川芎10克，生地黄20克，全蝎5克，蜈蚣1条。十剂。

三诊：2005年10月13日，药后诸症几已悉平。效不更方，继进上方匝月以固其效。

按：头痛是临床常见疾病，其病因虽多端，诚如《类证治裁》云："头为天象，诸阳会焉，若六淫外侵，精华内痹，郁于空窍，清阳不运，其痛乃作。"说明不外感与内伤均可导致头痛，然《内经》认为六经病变皆可引起头痛。本案头痛为少阳经头痛，主要由外感风寒郁于少阳之经，经久不解，久病入络，脉络瘀阻，血脉畅行不利，其痛部位以头两侧为主，兼有口苦，咽干等情志不适等症状。治疗以清解少阳的小柴胡汤为主方，伍入川芎、白芷辛香通络逐瘀之品，尤以生地黄公认为凉血养阴之药，然《本经》言其"逐血痹"，因患者头痛已久，久病多痰瘀，故取生地黄与虫类药行血逐痹通络而起效甚捷。《医学心悟》云："少阳之脉，起于目锐眦。凡少阳头痛，耳前后痛而上连头角也。"程氏之语对于辨证少阳头痛一目了然。

(五) 胁痛案

余某某，女，42岁，台州椒江人氏，2006年8月7日初诊。

患者两侧胁痛已半载有余，胁痛以胀为甚，走窜不定，胸闷短气，食纳不振，嗳气频作，胀痛以情绪波动因素而盛衰，苔薄白，质晦暗，脉弦紧。

处方：柴胡10克，制半夏10克，黄芩10克，党参10克，炙甘草5克，郁金10克，生姜3片，大枣3枚，青皮10克，川芎10克。八剂。

二诊：2006年8月16日，药后两胁作痛已缓，但时而有作舌脉同前，虑其久病多痰瘀，何况其舌质暗紫，酌佐血分中药。

处方：柴胡10克，制半夏10克，淡子芩10克，孩儿参10克，炙甘草5克，生姜3片，大枣3枚，川芎10克，川楝子10克，延胡索12克，茜草9克。十剂。

三诊：2006年8月27日，药后两胁疼痛已衰减大半，诊见苔薄白，脉弦缓。然胁痛一般多为实证，临床虚证较为少见。效不更方，继以上方酌减出入。

处方：柴胡10克，制半夏10克，淡子芩10克，孩儿参10克，炙甘草5

克,生姜3片,大枣3枚,茜草10克,川楝子10克,延胡索12克,枳壳10克,郁金10克,醋炒青皮10克。十剂。

四诊:2006年9月8日,药后诸症几失。效不更方,继进上方近半月以固其效。

按:《灵枢·五邪》云“邪在肝,则两胁中痛”,明确指出胁痛的发生主要是由于肝胆病变,其病位虽在肝胆,但形成此疾因素较多,必须结合兼症,分清气、血、虚、实,根据“通则不痛”理论,治疗应采取以疏通为主。《证治汇补·胁痛》云:“胁痛宜分左右,辨虚实,左胁痛者,肝受邪也,右胁痛者,肝邪入肺也,左右胁胀痛者,气滞也。”本案患者以胀痛为先,当属肝之气机郁滞,但气郁日久不愈,必然气滞导滞血瘀,不论气滞或血瘀,皆以舒肝理气,活血行瘀为治疗大法,故投小柴胡汤佐金铃子散等加味,既可理气解郁,又可活血行瘀,辨证得当,丝丝入扣,而疾霍然也。清代医家程氏国彭云:“凡治实证胁痛,左用枳壳,右用郁金。”而本案为两胁疼痛,故皆伍入,诚乃经验之谈也,值得借鉴。

(六)失眠案

金某某,女,35岁,广东汕头人氏,2006年5月6日初诊。

患者失眠已一载有余,烦躁易怒,尤以每晚入睡至子时必醒,而后再无法入睡,易惊醒,脑中空空,伴头目眩晕,胆怯心悸不宁,健忘乱梦纷扰,心烦口苦,大便干结,苔黄腻,质红,脉弦滑。翻阅病历,患者曾服养血安神类中药及安定之类安眠药。亟以疏肝理气,清心化痰安神为法。

处方:柴胡10克,黄芩10克,制半夏10克,枳壳10克,陈皮10克,茯神15克,郁金10克,黄连5克,孩儿参15克,炙甘草5克,大枣10枚,淮小麦30克,合欢花15克,生龙、牡(先煎)各20克,柏子仁15克。十剂。

二诊:2006年5月17日,药后不寐有较大改善,但时有偶作,精神较振,中州无不适,便尚畅,苔薄黄,脉弦。

处方:柴胡10克,黄芩10克,制半夏10克,枳壳10克,陈皮6克,茯神15克,制香附9克,竹茹15克,孩儿参15克,炙甘草5克,大枣10枚,淮小麦30克,远志5克,生龙、牡(先煎)各20克,生龙齿(先煎)20克,夏枯草10克。十剂。

三诊：2006年5月27日，药后不寐基已悉平，中州无不适。效不更方，继进上方匝月以固其效。

按：不寐一证，多由情志、劳逸、久病、饮食等不节引起的阴阳失交，阳不入阴而形成。正如《类证治裁·不寐》云："阳气自动而之静则寐，阴气自静而之动则寤。"不寐者，病在阳不交阴也。虽然不寐病因各异，但总是与心脾肝肾及阴血不足有关。其病理变化，总属阳盛阴衰，阴阳失交所致。其治疗之法应以补虚泻实，调整阴阳为原则。本案患者不寐均在夜半子时，此时乃阳气始发。中医强调天人合一，与自然协调，故天时阴阳交感与人之寤寐理本为一致，阴阳相抱则寐。细辨此证属少阳升发与枢机不利兼有痰浊为患，故投小柴胡汤合温胆汤加味和解少阳，清心化痰安神取效甚捷。尤以二诊伍入夏枯草，颇为巧思。《冷庐医话》有以半夏、夏枯草治疗不寐一案，浓煎服之，即得安睡。盖半夏得阴而生，夏枯草得至阳而长，是阴阳配合之妙也。由而可知，此实为临床经验之药对也。在运用药物治疗同时，还须注意患者精神因素，适当加强煅炼，如注重精神治疗与正常生活习性调摄，如此配合药物治疗，往往事倍功半。

(七)绝经前后诸证案

任某某，女，48岁，江西宜春人氏，2005年8月10日初诊。

患者一年前出现更年期综合征。经常烦躁郁闷，时烘热汗出，失眠多梦，月经时断时至，极不规律，且经量少，经前乳房胀痛，腰膝酸软，大便时结。刻诊：夜寐不安，烦躁易怒，咽干口燥，中州无不适，大便数日一行，苔薄黄腻，质红，脉弦数。西医诊为"更年期综合征"然无药可给，而延治中医。

处方：柴胡10克，制半夏10克，黄芩10克，党参15克，生龙、牡(先煎)各30克，川芎6克，炙甘草5克，茯神15克，酸枣仁(研)15克，生姜3片，大枣3枚，肥知母10克。八剂。

二诊：2005年8月19日，药后寐安，精神清爽，但时有烘热汗出，大便不爽。苔薄黄，质红，脉弦数。

处方：柴胡10克，制半夏10克，黄芩10克，孩儿参15克，生龙、牡(先煎)各30克，陈皮10克，茯神15克，竹茹15克，枳实10克，生龙齿(先煎)30克，大枣10枚，百合30克，炙甘草5克，生地黄15克，肥知母10克。

十剂。

三诊：2005 年 8 月 29 日，药后诸症几平，但偶发潮热，苔薄白，脉弦细。此乃阴液不足，须调其阴阳平衡为法。

处方：柴胡 12 克，制半夏 10 克，淡子芩 10 克，孩儿参 15 克，生龙、牡(先煎)各 30 克，百合 30 克，炙甘草 5 克，肥知母 10 克，生姜 3 片，大枣 3 枚，川芎 10 克，女贞子 15 克，墨旱莲 15 克，生地黄 15 克，淮小麦 30 克，合欢花 12 克。十剂。

四诊：2005 年 9 月 12 日，药后诸症悉平。效不更方，继进上方月余，后嘱以知柏地黄丸以固其效。

按：更年期综合征，从病机分析，一般多为肝肾阴亏，心火上炎，亦有胆胃不和，其所表现症状为烦躁易怒、失眠多梦、烘热汗出、多疑等，为妇人常见疾患，因人而异而出现症状亦不相同。本案属于肝肾阴亏、胆胃不和，故投小柴胡汤合百合知母汤、酸枣仁汤、二至丸等加味，疏其肝胆，滋阴清热安神。应遵循“火郁则发之、木郁则达之”的用药原则。切忌大剂辛热攻伐之剂，酿成孟浪之举也。先师陈瑞春教授对此疾有独到经验，认为凡属肝肾阴亏、胆胃不和者，小柴胡汤合酸枣仁汤加味治疗，都能应手取效。

(八) 腰腿痛案

张某某，男，47 岁，台州三门人氏，2004 年 5 月 2 日初诊。

患者右侧腰臀部疼痛及右腿外侧牵引痛已半载有余，时缓时作，尤以入夜为甚，且患处得温则舒，行走远路及搬运重物时加重，中州无不适，二便尚调，苔薄白，质暗，脉右关尺弦紧。亟以活血化瘀，行气止痛。

处方：桃仁 10 克，红花 10 克，当归 15 克，川芎 10 克，生地黄 30 克，生乳香 10 克，生没药 10 克，赤、白芍各 20 克，川牛膝 15 克，生甘草 5 克，制香附 10 克。八剂。

二诊：2004 年 5 月 11 日，药后右腰臀部疼痛已缓，但右外侧中央牵引疼仍存，余症同前，视之右外侧疼痛部位属少阳经脉所布之处，当以从少阳为治入手。

处方：柴胡 10 克，制半夏 10 克，黄芩 10 克，党参 15 克，炙甘草 5 克，桂枝 10 克，川牛膝 15 克，当归 15 克，生没药 10 克，生乳香 10 克，炮姜炭 6

克，白芥子 10 克，生麻黄 5 克。十剂。

三诊：2004 年 5 月 22 日，药后诸症渐平。效不更方，继进上方半月以固其效，嗣以补益肝肾之剂固其效。

按：《证治汇补》云："闭塞不通谓之痹，或痛痒麻痹，或手足缓弱，与痿相类，但痿证不痛，痹证多痛，四肢肌肉不为我用，为异而。"数语道出痿痹之区别。本案腰腿痛当属痹证疼痛，以入夜为甚，知其经络必有瘀滞，当投桃红四物加味而效。正如《证治汇补》云："久则须分气血虚实，痰瘀多少消之。"本案虽为腰腿疼痛，但亦需辨明经络，依据经络与脏腑联系，作出正确诊断。小柴胡汤为和解少阳之名方，酌佐活血行气通络之品，使少阳经气通利，促使经络通调，其痛自已也。

(九) 乙肝"三阳"案

姚某某，女，32 岁，浙江宁海人氏，2010 年 2 月 5 日初诊。

患者右胁部胀痛反复已年余。2008 年查乙肝三系为"大三阳"，原无此疾。刻诊：右胁部胀痛，乏力短气，口苦口干，胃纳尚可，大便时干时溏，溲黄，苔薄白腻，脉弦细。亟以疏肝理脾，兼佐解毒。

处方：柴胡 10 克，黄芩 10 克，制半夏 10 克，党参 15 克，炙甘草 5 克，枳实 10 克，郁金 10 克，延胡索 12 克，青皮 10 克，白花蛇舌草 20 克，茵陈 15 克，炒谷、麦芽各 15 克，川楝子 9 克。二十剂。

二诊：2010 年 2 月 26 日，药后右胁胀痛已平，食纳大振，二便尚调，苔薄白，脉弦细。继以上方酌情出入为法。

处方：柴胡 10 克，制半夏 10 克，黄芩 10 克，孩儿参 15 克，炙甘草 5 克，枳实 10 克，郁金 10 克，丹参 15 克，白花蛇舌草 15 克，白马骨 15 克，炒谷、麦芽各 15 克，忍冬藤 15 克，怀山药 15 克。三十剂。

三诊：2010 年 3 月 29 日，药后无不适，念此疾为慢性疾患，须以守方以图其本，遂嘱继进上方近半载，2010 年 8 月 10 日复查肝功能正常，乙肝三系转阴，嗣后常服上方以固其效。

按：乙型肝炎临床以"两对半"为据，肝功能有的正常，有的不正常，临床症状多以消化系统出现不适，如食纳不佳，脘腹胀闷，胸胁胀痛，大便不爽等。方中小柴胡汤合四逆散，伍入清热解毒的白花蛇舌草、白马骨、忍冬藤等，以及健脾消食之谷芽、麦芽、神曲、炒扁豆、鸡内金等。旨在疏肝理气，调和肝脾，清热解毒。这是先师陈瑞春教授运用小柴胡汤治疗乙肝疾患之经验，先生认为乙肝首先重在疏肝理气，健脾和胃。消化道疾患只有在肝胆畅舒，脾土健运，消化吸收功能佳，其免疫能力增强，才能使正气充旺，正胜邪衰，才能促使其转阴。反之妄用苦寒之品伤其中土，“三阳”既转不了阴，脾土运化功能受伐，抵抗力无疑会下降。临床运用清热解毒之品应以顾及不伤其脾胃为原则，一般取选白花蛇舌草、白马骨、蒲公英、田基黄、野菊花等选取1～2味，疏肝理气之品如郁金、川楝子、青皮、佛手、制香附等选用几味，健脾和胃之流如怀山药、炒扁豆、生白术、炒谷芽、炒麦芽等选用几味配伍。余在先生运用经验上如遇久病患者，酌佐血分之品如当归、丹参、川芎等往往取效甚捷。然对于小孩尤应重视脾土之健运，若长期服清热解毒药，这对于纯阳之体孩童更为不利，临证务必引起注意。总之，对所谓“无证可辨”之乙肝“两对半”1，3，5或1，4，5阳性者，服药数月或半载一载，其转阴率较为理想。余效先生之法，酌加修用，其疗效令人满意。

（十）半身麻木案

张某某，男，42岁，台州仙居人氏，2009年3月15日初诊。

患者自去岁受凉外感后，渐觉右上肢麻木，继后伴右下肢亦麻木不适，西医诊为“多发性神经炎”。刻诊：右半身麻木不适，时作时缓，右胸及胸胁时胀闷，昼轻夜重，口苦口干，头晕纳少，BP 120/85 mmHg，二便尚调，苔薄白，脉弦细。

处方：柴胡10克，制半夏10克，党参15克，炙甘草5克，黄芩10克，生姜3片，大枣3枚，桂枝10克，川牛膝15克，独活10克。八剂。

二诊：2009年3月24日，药后右半身麻木已缓，其麻木程度已轻，胸胁胀满已解，苔薄白，脉弦细。效不更方，继以上方酌佐加味。

处方：柴胡10克，制半夏10克，党参15克，炙甘草5克，黄芩10克，生姜3片，大枣3枚，桑枝15克，川牛膝12克，独活10克，黄芪30克。十剂。

三诊：2009年4月5日，药后半身麻木几已悉平，但时有偶作，中州无不适。效不更方，继进上方匝月而瘳。嘱其愈后注意保暖，避风寒，节食冷饮等。

按:《景岳全书·非风治法》云"气虚则麻,血虚则木",景岳在此明言麻木为虚证的基本观点,丹溪则以麻为气虚,木为湿痰败血。《原病式》之六气燥金诸涩条下释曰:"物得湿则滑泽,干则涩滞,麻犹涩也。"综上所述,历代医家认为麻木多由气血俱虚,经脉失养,或气血凝滞,或寒湿痰瘀滞留脉络,阻滞经气运行不畅。《灵枢》云:"虚邪偏客于身半,其入深,内居营卫,营卫稍衰,则真气去,邪气独留……其邪气浅者,脉偏痛。"说明半身偏痛和麻木是邪气客于浅表,以致其血脉不和所致。本案为风邪由太阳深入少阳半表半里之间,故投和解少阳之小柴胡汤加桂枝、桑枝行走上肢,川牛膝、独活独走下肢,伍入黄芪补气通络为主,使其经络疏通,气血畅行,诸症霍然矣。

(十一)阳痿案

李某某,男,32岁,台州黄岩人氏,2009年10月2日初诊。

患者诉其阳物举而不坚已二月有余,询其因生意投资失败以致近月郁闷不堪,延数医多以补肾壮阳之剂而罔效。刻诊:房事举而不坚,伴头晕乏力,心烦口苦,胸胁时有满闷不舒,善太息,腰膝酸软,小便无力,苔薄白,脉左关弦细,两尺弱细。证属少阳枢机不利,宗筋失用所致。

处方:柴胡10克,制半夏10克,党参15克,炙甘草5克,黄芩10克,白蒺藜15克,巴戟天15克,韭菜子10克,蛇床子10克。八剂。

二诊:2009年10月11日,药后晨起时阳物自行举动,心情较前愉悦,腰酸已缓,但夜寐欠安,苔薄白,脉弦缓。

处方:柴胡10克,制半夏10克,党参15克,炙甘草5克,黄芩10克,白蒺藜12克,巴戟天15克,韭菜子10克,蛇床子10克,枳壳10克,远志10克,酸枣仁12克,绿萼梅15克,佛手10克。二十剂。

三诊:2009年11月1日,药后诸症悉平,中州无不适。效不更方,继进上方近月余以固其效。

按:《灵枢·邪气脏腑病形》载阳痿为"阴痿",说明阴痿即为阳痿,历代医家多认为本疾每多涉及肝、肾、阳明三经。而世医多宗命门不足,多予壮阳为法,若辨为肾阳亏损,投之辄效。然本案辨为肝胆气郁,枢机不利,而郁悒则清阳被遏，宗筋不用而阳痿。《证治汇补·郁证》云："郁证虽多，皆因气不周流，法当顺气为先。"治疗当欲理其郁，必调整气机，而厥阴肝脉循阴器，故投小柴胡汤加味，清疏肝胆之功，调畅气机，疏利三焦之能而获效。

(十二) 癫痫案

刘某某，男，16岁，四川内江人氏，2005年3月8日初诊。

患者一月前突然昏倒，昏不知人，口吐涎沫，两目上视，四肢抽搐，数分钟后醒如常人。脑电图示："右颞叶局灶棘波。"去岁曾发作过两次，若精神紧张易发作，其母诉今晨突作，发作时牙关紧闭，两手紧握且不停抽搐，口吐白沫，且量不多，历数分钟自醒，大便数日一行，尿黄，寐欠安，舌红，苔黄腻，脉弦滑有力。证属肝风挟痰热上扰，痰迷心窍所致。亟以清火平肝，镇痉化痰为法。

处方：黄芩10克，生龙、牡(先煎)各20克，生姜3片，大枣3枚，制大黄(后下)8克，枳实10克，竹茹15克，丹皮10克，青皮10克，柴胡12克，清半夏10克，党参15克。十剂。

二诊：2005年3月19日，药后自觉精神清爽，中州无不适，大便尚畅，苔薄黄，脉弦滑。

处方：柴胡10克，制半夏10克，孩儿参15克，茯神15克，陈皮10克，炙甘草5克，黄芩10克，生龙、牡(先煎)各20克，生姜3片，大枣3枚，枳实10克，淡竹茹15克，石菖蒲10克，琥珀(冲服)5克，制大黄(后下)10克，天竺黄10克。三十剂。

三诊：2005年4月20日，药后癫痫未作，中州无不适，二便调。效不更方，继进上方数月，嗣以健脾养心之剂以固其效，后随访一载未作。

按：癫痫形成原因较多，尤为痰邪作祟最为常见，其病理因素是风阳痰浊，蒙闭心窍，流窜经络。本案为痰热蒙闭心窍，风阳上扰。小柴胡汤加龙骨、牡蛎即为柴胡龙骨牡蛎汤。徐氏灵胎云："此方能下肝胆之惊痰，治癫痫有效。"本案以小柴胡汤为主方，加龙骨、牡蛎、琥珀镇痉，石菖蒲、天竺黄清热化痰，二陈汤去一身之痰浊，丹、青二皮功能平肝，大黄泻热和胃以通便，诸药合用，具有平肝清热，涤痰熄风，开窍定痫之功，病机切中，故取效甚捷。《慎斋遗书》云："羊癫风，系先天之元阴不足，以致肝邪克土伤心故也。用二陈去一身之痰浊，加朱砂以镇心火，菖蒲以开心窍，丹青二皮以平肝，痰消而心肝之火平，自不致浊气填塞清道而作羊声矣。"寥寥数语，实为经验之谈也，不可不明也，可作临床参考。

(十三) 热入血室案

张某某，女，38岁，黑龙江人氏，2006年3月15日初诊。

患者经至已三天，前晚不慎外感后，自感乍寒乍热，继而遂觉小腹坠胀，全身不适，昨天突发热恶寒，体温38.5℃，入夜烦躁不安，口苦口干，经用抗生素治疗亦无效，经人介绍延治于余。刻诊：体温38.5℃，烦躁不安，胸闷不适，胃纳不佳，头晕泛恶，口苦口干，二便尚调，舌红少苔，脉弦细数。诊为热入血室。

处方：柴胡12克，制半夏10克，党参15克，制香附10克，益母草12克，葛根15克，炙甘草5克，淡子芩10克，生姜3片，大枣3枚。三剂。

二诊：2006年3月19日，药后发热恶寒已解，神清身爽，小腹痛缓，月经量少，但仍有低热，舌红少苔，脉弦微数。

处方：柴胡15克，北沙参10克，黄芩10克，制半夏10克，炙甘草5克，生姜3片，生地黄15克，大枣3枚，当归12克，丹皮12克。三剂。

三诊：2006年3月22日，药后诸症悉愈，继进上方六剂以固其效，嗣以滋阴之剂善其后。

按：《伤寒论》载有经水适来，经水适断，谓"热入血室"，用小柴胡汤治疗的明训。热入血室，为妇人在月经来潮之时，感受外邪而发，其证候为往来寒热如疟状，胸胁满闷或疼痛，或少腹硬痛，神志失常，入夜为甚，或身体灼热，心烦不寐，舌红或绛，脉多弦数，月经或少或多，或中途停止。热入血室，多为血舍空虚，不能峻汗攻邪，亦不能补虚固表，惟有攻中有补，发中有收的小柴胡汤治疗最为适宜，余临床研悦多例，均为少阳之病变，虽兼症各异，均以小柴胡汤加味主治。何廉臣云："热入血室，当分经适来，因受病而止，经适来受病而自行，经适断而受病三种，则虚实自见。经水适来，因热邪陷入而搏结不行者，必有瘀血。察其腰胁及少腹，有牵引作痛拒按者，必认清热消瘀为治。如因热邪传营，逼血妄行，致经水未当期而至者，必有身热烦躁不卧等证，治宜凉血以安营。如经水适断而受邪者，经水已净，则血室空虚，邪必乘虚而陷，治宜养营清热。如伏邪病发，而经水自行者，不必治经水，但治伏邪，而病自愈。"何氏所云之"清热安营法，养营清热法，和清热消瘀法"等，对我们在临床治疗用药中具有一定的启发与临床指导意义。

(十四) 子夜腰痛案

王某某，男，43岁，台州椒江人氏，2011年4月12日初诊。

患者两侧腰部疼痛已三月之久，其疼痛白昼如常人，尤以入夜子时12点至2点左右，腰痛必犯，入睡后亦痛醒，左右辗转反侧，起床行走则痛缓，时过2点以后亦如常人，每晚反复，其苦不堪。西医检查血常规、尿常规、血沉、抗"O"及腰部摄片等均属正常。予消炎止痛药治疗毫无见效，中医予补肾祛风湿之剂亦无效。经人介绍延余治疗。刻诊：症如上述，伴口苦咽干，溲黄，中州无不适，苔薄白，脉弦细微紧。经反复审证，四诊合参，思前医屡投补肾祛风湿服之罔效，必另图他径。

处方：柴胡10克，制半夏10克，党参15克，炙甘草5克，黄芩10克，生姜3片，大枣10枚，川牛膝15克，狗脊15克，炒杜仲15克，细辛8克。六剂。

二诊：2011年4月19日，药后子时腰痛不再，患者甚为欣喜，连称中医真神，数月之顽疾，区区几剂悉平。效不更方，继进数剂以固其效。

按：本案患者腰痛数月，其腰痛较有规律的时间性，其疼痛时间都在子时12点至2点左右。半夜子时乃胆经当令，肝胆湿热下注于肾间，故投小柴胡汤伍入补肾之品，病机切中，何患疾不除？尤以方中细辛一味已过一钱，不但无事，反增其效也。宋代陈承在《崇原》细辛条下记载细辛单用末，不可过一钱，多则气闭不通而死。受其影响，后世医家多宗此语忌用，或以入丸药用之，而遵循其剂量不过钱之说，正如陶氏隐庵云"有是病服是药"。岂辛香之品反能闭气乎？如方书之言，学者不善详察而遵信之，岐黄之门，终身不入矣。《内经》云："有故无殒，亦无殒也。"

(十五) 乙肝肝功能损害案

病毒性乙型肝炎临床较为常见，有些患者无证可辨，但大多数患者表现为胸胁苦满，纳呆泛恶，神疲乏力，口苦便溏而不爽，久病则颜面呈晦暗色，甚者出现肝硬化，肝性脑病。实验室检查乙肝病毒抗原、抗体往往呈阳性，或肝功能异常转氨酶升高，尤为转氨酶数值的高低提示其肝功能损害的程度。然西医一般采用抗病毒、消炎之法，而不能愈其根本，易于反复。过多输液，滋生内湿，久则伤人之胃气，使病情更为缠绵不愈，变证蜂起，甚为坏病。余以自拟柴胡一枝花汤治之。

柴胡一枝花汤组成如下：柴胡12克，七叶一枝花20克，制半夏10克，炙甘草5克，黄芩10克，茵陈15克，生姜10克，白花蛇舌草15克，地耳草10克，土茯苓15克，草河车10克。如胸胁部胀满佐郁金、青皮、紫苏梗、佛手干、玫瑰花等，纳呆便溏佐神曲、谷芽、麦芽等，泛恶甚佐砂仁、干姜、焦白术等。

方解：此方为小柴胡汤去参、枣之壅滞。柴胡善达少阳之木气，《本经》谓："主心腹，肠中结气，寒热邪气，推陈致新。"余认为"推陈致新"最能体现柴胡本色。七叶一枝花，味苦，微寒，不行它经，具有清热解毒利湿之能。《滇南本草》谓："消诸疮，无名肿毒，利小便之功。"茵陈秉少阳初生之气，善清肝胆之热，为善治阴阳黄疸之要药，土茯苓为利湿毒之要药，佐入白花蛇舌草、地耳草二味加强其清热利湿之功。该组方中柴胡、七叶一枝花相须为用，具有疏肝达郁、清热利湿毒之功效。余治疗肝疾病患往往伍入该药对，疗效满意，举案析之。

典型病案：李某，男，48岁，新西兰华裔，现住新西兰奥克兰市，2008年7月26日初诊。患者面色萎黄消瘦，沉默寡言，胸胁及胃脘部胀满，头晕气短，每晨起口甚苦，口黏腻，自叩压右胁自觉可闻及水泡音，稍劳作则全身乏力，四肢不用，不可名状，溲黄，大便溏薄而不爽。实验室检查：ALT 424U/L，AST 216U/L，GGT 65U/L。近三年一直在奥克兰医院使用干扰素等抗病毒药物治疗，但无明显好转，每次使用干扰素后出现头痛、寒战、发热等药物毒副作用，由于遭受心灵和肉体的痛苦，甚为消极。经人介绍前来就诊，苔薄黄腻，舌边布满齿痕，脉右关弦细，左关细弱。辨证肝胆湿热，木久郁侮土。治法清肝胆湿热，佐健脾和胃。

方药：柴胡一枝花汤加味服十六剂后，患者面色红润，先前各种不适之症渐平。2008年8月13日化验示：ALT 63U/L，AST 30U/L，GGT 57U/L。效不更方，继以十六剂。后患者有事回沪。2008年9月16日，化验示：ALT 30U/L，AST 20U/L。患者至新西兰后继服匝月以固其效，后随访半载无复作。

按：本案为余旅居新西兰所诊治一例典型病案，患者久患肝疾，然木久郁而侮土，故视之面露脾色，脾土失去健运，不能统摄中州，气血生化无权，因而四肢不用而乏力。头晕、胁胀痛、口苦口干为少阳之主症。溲黄、口苦、苔黄为肝胆湿热已盛，故投此方速而愈之。柴胡一枝花汤实为小柴胡汤加减变化之方剂，用于临床，其效显著。小柴胡汤变化于临床如此之广，先师陈瑞春教授曾云：此方为一首外感可治，内伤能调，虚证可补，实证可泻的多功能常用方。诚非虚语也。

注：本案发表于《光明中医》杂志，2009 年 9 月第 24 卷第 9 期。

【综述】

《广温疫论》云："寒热并用之谓和，补泻合剂之谓和，表里双解之谓和，平其亢厉之谓和。"故和解寓以"调和"之义。作为八法中为和剂的代表方剂小柴胡汤临床应用范围极其广泛，现代用小柴胡汤治疗的病种涉及内、妇、外、儿、五官各科等疾患，除上述外，小柴胡汤还广泛使用于定时发作的疾病，如定时发热，定时腰痛，定时脘腹痛，定时头痛，定时发疹，定时哮喘等以及干燥综合征均可获得良效。本方虽治疗疾病广泛，但总结其运用的辨证要点，不外乎往来寒热、胸胁苦满、默默不欲饮食、心烦喜呕等少阳四大主症及口苦、咽干、目眩、脉弦等其他见症。仲景明言有柴胡证，但见一症便是，不必悉具，余认为"但见一症便是"，是指其少阳"四大主症"而已，亦非其他症或兼症也。往来寒热是患者一种自我感觉，其表现为忽感怕冷，忽感怕热，同时亦伴有微汗出，测其体温，大多为正常体温，不过有的外感发热的患者表现为寒热往来，这种寒热往来患者实际上大多为敏感体质。胸胁苦满自觉胸胁两侧胀满感，胸闷感，按诊两侧胸胁时自觉一股气流上冲咽喉，而医者按压指端有抵抗感，这是情志内郁，肝气不畅的一种表现。默默不欲饮食指患者表情淡漠，失落感，视之呈抑郁状，反映患者的一种精神状态，是乃肝气郁滞的表现，不欲饮食，指食纳不振，伴有口苦口干，是乃肝气不舒，肝木横逆脾土所致。心烦喜呕，心烦指情志不畅状态下易烦恼，不耐烦，是处于情绪低落的一种状态，喜呕亦非喜欢呕吐，而指患者受外界因素影响而容易呕吐，这反映患者精神状态和饮食状态。从上对“四大症”分析，从中可以看出，对于敏感体质的患者，或处于敏感的精神状态，易激惹症的患者，均可使用小柴胡汤来调理体质。小柴胡汤其组方严谨、简要，虽寥寥几味，但由于配伍得宜，药性彼此相辅相成，亦能相互制约。“少阳为枢”为半表半里，病邪侵袭少阳经，根据治疗及各方面因素影响，其出表为表证，入里为里证的可能，尤以方中用人参、大枣、甘草等味既可扶正祛邪，亦能固里，使邪不得内犯，组方考虑严密，从而使邪气迅速外达。从脏腑角度分析，小柴胡汤涉及胆与三焦，以及与之有表里关系的肝与心包诸经。概而言之，本方既能和解表里，疏利三焦，调节上下气机升降，宣通内外，从而达到“上焦得通，津液得下，胃气因和，身濈然汗出而解”。故凡见少阳病症状者，只要病机切宜，用之均可获效。故清代柯琴称该方为“少阳枢机之剂，和解表里之总方”。

小建中汤

【方论新解】

小建中汤由桂枝汤倍芍药加饴糖组成，一个“倍”字使其方义和作用均发生根本性改变，桂枝汤外可调和营卫，内能调和中州、气血、阴阳，倍用芍药酸甘化阴以滋阴养血，重用饴糖甘温补中，调理中土，缓急止痛。本方虽与桂枝汤仅一味之差，然仲景组方严谨，法度严密，其功效亦尽不同。正如《伤寒缵论》云：“桂枝汤，方中芍药、桂枝等份，用芍药佐桂枝以治卫气，小建中方中加倍芍药，用桂枝佐芍药以治荣气，更加胶饴以缓其脾，故名之曰建中，则其功用大有不同耳。”仲景用药之妙，于斯可见一斑。《内经》云，“脾欲缓，急食甘以缓之”，饴、枣、草之甘以缓中，营卫不足，桂枝、生姜之辛以润之、散之，正气虚弱，芍药之酸以收之也，诸药相合，共奏温中补虚、和里缓急之功。小建中汤的组成，取其甘温与酸甘合用之剂，虽以甘温为主，但因酸甘以化阴，甘温以助阳，故能平调阴阳。《灵枢·终始》云：“阴阳俱不足，补阳则阴竭，泻阴则阳脱，如是者可将以甘药。”清代尤怡云：“欲求阴阳之和者，必于中气，求中气之立者，必以建中也。”所谓建中，即建立中土脾胃之意也。本方适应证为太阳太阴合病证，其辨证要点是：桂枝汤见腹中急痛，或心下悸而不呕。

【临证实录】

(一) 胃脘痛案

张某某，女，38岁，台州温岭人氏，2005年9月2日初诊。

患者胃脘疼痛已半载有余，时止时作，反复不已，其一直服用西药如吗叮啉、金奥康等而效不佳。胃镜及病理示：慢性中度浅表性胃炎，HP

(＋)，肠化(＋)。刻诊：中脘疼痛，食纳不佳，嗳气泛酸，喜温喜按，手足不温，倦怠乏力，大便时溏，苔薄白，脉迟缓。亟以温中健脾止痛。

处方：桂枝10克，白芍20克，炙甘草5克，生姜10克，大枣10枚，吴茱萸5克，炙黄芪30克，高良姜10克，制香附10克，饴糖(冲烊)60克。八剂。

二诊：2005年9月11日，药后中脘疼痛已衰减大半，泛酸已解，自觉腹部有冷感，大便尚调，苔薄白，脉虚弱。

处方：肉桂(后下)10克，白芍20克，炙甘草5克，生姜10克，大枣10枚，高良姜10克，制香附10克，饴糖(冲烊)60克，炙黄芪30克。十剂。

三诊：2005年9月21日，药后诸症顿失。效不更方，继进上方匝月以固其效，嗣以健脾和胃之剂以善其后。服药数月后，复胃镜及病理示：慢性浅表性胃炎，HP(—)，肠化(—)。

按：虚寒性中脘疼痛多因久病伤及脾土，或饥饱失度、劳倦过度，或过服寒凉之剂，均可引起脾阳不足，中焦虚寒，寒从内生，脉络失于温养而拘急疼痛，胃脘痛病因虽有各异，但其发病机理确有共同之处，即“不通则痛”。所以治疗时须审证求因，辨证施治。临证当分虚实两类，如实证多痛急而拒按，虚证多痛缓而有休止，痛而喜按，病程缠绵不已，这是虚实辨证的关键之处。正如《类证治裁·胃脘痛》所云：“凡病有虚实，按之痛止者为虚，按之痛反甚者为实。”本案患者中脘疼痛反复不已，且以喜按喜温为其特点，属于脾脏虚寒者，当投小建中汤合良附丸加味温运脾阳止痛而取效。临证察疾，须精审患者情状，酌取方药，使之丝丝入扣，何惧疾不去哉！

(二) 心悸案

陈某某，女，45岁，广西柳州人氏，2006年5月6日初诊。

患者自觉心悸不宁已三月之久，尤以劳累后加剧。EKG示：正常心电图。刻诊：心悸不安，伴短气乏力，面色不华，形寒肢冷，胃纳不振，溲清长，大便时溏，苔薄白，质淡嫩，脉虚弱。亟以温运心阳，益气定悸。

处方：桂枝10克，白芍20克，炙甘草5克，生姜10克，大枣10枚，附子(先煎)15克，党参12克，饴糖(冲烊)60克。八剂。

二诊：2006年5月15日，药后心悸已缓大半，形寒肢冷有明显改善，苔薄白，脉虚弱。酌佐上方加味予之。

处方：桂枝10克，白芍20克，炙甘草5克，生姜10克，大枣10枚，附子(先煎)15克，党参12克，炙黄芪30克，饴糖(冲烊)60克。十剂。

三诊：2006年5月26日，药后心悸渐平，但劳累或紧张时偶发，苔薄白，脉细。

处方：桂枝10克，白芍20克，炙甘草5克，生姜10克，大枣10枚，党参15克，炙黄芪30克，饴糖(冲烊)60克。三十剂。

四诊：2006年6月27日，药后心悸未犯。效不更方，继进匝月以固其效，后随访一载未作。

按：心悸指患者自觉心中悸动，惊惕不安，甚则不能自主的一种病证。《伤寒明理论·悸》云："心悸之由，不越二种，一者气虚也，二者停饮也，其气虚者，由阳气内弱，心下空虚，正气内动而为悸也。"本案患者乃里虚邪扰，气血不足，心无所主则悸。初诊投以小建中汤佐党参、附子温阳益气，当阴翳一散则去附子，此乃中病即止，以免流弊无穷。仲景明文伤寒二三日，心中悸而烦者，小建中汤主之。这是伤寒里虚心悸兼表证治。但验之临床无论是否兼表，只要见里虚证心悸怔忡，投之则效，盖小建中汤为建中补虚之剂，益气血生化之源，中气健则化源充盛，则邪气自退，则悸烦自止也。

(三) 自汗案

王某，男，38岁，台州石塘人氏，2004年3月2日初诊。

患者动则汗出已三月有余，尤以头部及两手心出汗为甚，汗出恶风，面色少华，易于感冒，体倦乏力，时有心悸，小便清长，大便时溏，苔薄白，脉细弱。自服红枣、浮小麦之类及中医止汗剂无效。

处方：炙黄芪30克，桂枝10克，白芍20克，炙甘草5克，生姜10克，大枣10枚，饴糖(冲烊)60克，生白术12克，煅龙、牡(先煎)各20克。十剂。

二诊：2004年3月13日，药后自汗已衰减大半，但中州不适，苔薄白，脉细。虑其中土不胜其药，当以护土为先，以图长远。

处方：桂枝10克，白芍20克，炙甘草5克，生姜10克，大枣10枚，饴糖(冲烊)60克,生白术15克。十剂。

三诊:2004年3月24日,药后自汗不再。效不更方,继进上方匝月以固其效,嗣以益气固卫之剂善其后。

按:《寿世保元·汗症》云:"自汗者,无时而濈濈然出,动则为甚,属阳虚,卫气之所司也。"汗证以属虚者为多,自汗多属气虚不固。明代张氏景岳亦谓"自汗属阳虚",这种说法指一般情况而言,实际上,临床疾病变化多端又不可拘执此说。余临证每取煅龙、牡相须为用,其长于收敛固涩,有止汗,涩精,止带之功以增其效。尤以方中黄芪、白术二味必不可少,明代罗氏赤诚在《医宗粹言》云:"黄芪、白术,乃止汗之圣药。"其最适用于脾虚或肺卫气虚之自汗,称其为"止汗之圣药"。

(四)盗汗案

张某,女,32岁,台州椒江人氏,2006年4月2日初诊。

患者自诉每以入夜就寝后汗出已近二月。西医诊为"植物神经功能失调",予维生素B_1等无效。近盗汗日益加重,汗水淋漓,醒后自止,全身发凉,伴心悸短气,乏力倦怠。平素畏寒怕冷,食纳不振,视其面色不华,苔薄白,质淡,脉细无力。

处方:桂枝10克,白芍20克,炙甘草5克,生姜10克,大枣10枚,炙黄芪60克,浮小麦30克,酸枣仁15克,饴糖(冲烊)60克,煅龙、牡(先煎)各20克。十剂。

二诊:2006年4月13日,药后盗汗几已平,但时有偶发,苔薄白,脉细。

处方:桂枝10克,白芍20克,炙甘草5克,生姜10克,大枣10枚,炙黄芪30克,浮小麦30克,饴糖(冲烊)60克。二十剂。

三诊:2006年5月4日,药后诸症渐平。效不更方,继进上方月余以善其后。

按:《景岳全书》云:"盗汗属阴虚,乃阴不内守而津泄。"虽盗汗多责之阴虚,然临床亦可见阳虚而致盗汗者。以余临床观察,自汗亦有阴虚,盗汗亦多阳虚也。正所谓阴虚阳必凑,阳虚阴必乘,此不可不知也。本案患者平素畏寒怕冷,结合舌诊脉象,其盗汗由阳虚所致,阳虚则外不固,阴精不能内守而导致盗汗。患者素体阳虚，体质较弱，故二诊时应及时去涩寒重坠之品，中病即止，以免滞伤脾阳。明代方隅在《医林绳墨·汗》中云：“敛汗必须酸枣，无滋阴则汗不收。”此言实为经验之谈也。余临床治疗盗汗必伍入酸枣仁而效甚捷，是谓古贤不欺吾辈也。

(五) 萎黄案

赵某某，女，42 岁，台州临海人氏，2003 年 5 月 11 日初诊。

患者身无不适，自展示两手掌呈淡黄色，视之干萎无光泽已三月之久。刻诊：身无不适，两手掌心呈淡黄色，两目不黄，周身肌肤色泽如常，伴时有眩晕，心悸少寐，大便时溏，溲常，其色不黄，苔薄白，质淡，脉象濡细。亟以益气补血，调理中土为法。

处方：桂枝 10 克，白芍 20 克，炙甘草 5 克，生姜 10 克，大枣 10 枚，饴糖(冲烊)60 克，炙黄芪 60 克。十剂。

二诊：2003 年 5 月 21 日，药后视之两手掌其黄色较以前淡，心悸已解，精神转佳，中州无不适，苔薄白，脉细。

处方：桂枝 10 克，白芍 20 克，炙甘草 5 克，生姜 10 克，大枣 10 枚，炙黄芪 30 克，饴糖(冲烊)60 克。三十剂。

三诊：2003 年 6 月 20 日，药后视之萎黄渐去，嗣后酌进人参养营汤固其效。

按：萎黄不同于黄疸，黄疸主要以身黄、目黄、溲黄为主要特征，而萎黄多由气血亏虚导致脾土虚弱，水谷精微不能化生气血，气血不足，既不能滋润肌肤，亦不能灌养脏腑，以致肌肤失去光泽。余每遇此疾，予小建中汤重用黄芪多有效验，其黄芪之量一般在 30～60 克，然黄芪非生用，亦多炙用，正如《本草备要》云：炙用补中，益元气，温三焦，壮脾胃。使之元气充盛，三焦得通，气血生化有其源，何患疾不除哉！

(六) 月经先期案

李某某，女，27 岁，台州椒江前所人氏，2010 年 10 月 14 日初诊。

患者月经先期连续近半载，每月月经提前近 10 天左右，其量偏多，其色淡红，其质偏稀，小腹部时时怕冷胀痛，中州时有胀痛，心悸，面色不华，纳少便溏，舌质淡，脉细弱。已婚二载，意欲求嗣。

处方：桂枝10克，白芍20克，炙甘草5克，生姜10克，大枣10枚，艾叶10克，小茴香8克，饴糖（冲烊）60克，高良姜6克，制香附10克。十剂。

二诊：2010年10月25日，药后中州及小腹胀痛已平，月经近23天未至，苔薄白，脉细。

处方：桂枝10克，白芍20克，炙甘草5克，生姜10克，大枣10枚，饴糖（冲烊）60克，炙黄芪30克。十剂。

三诊：2010年11月6日，药后此次月经周期为28天，余症已悉平。效不更方，继进上方匝月以固其效，随访半载周期亦常，后喜得一子。

按：月经周期提前7天以上，甚至十余日一行者为月经先期，如提前3～5天，且无明显不适之症状者，或偶然超前一次者属正常范围。此疾病机主要为气虚与血热。本案因素体虚弱，中气失养，统摄无权，冲任不固，经血失统，以致月经先期来潮。《女科经纶》云："盖血生于脾，故之脾统血，凡血病当用甘苦之剂，以助阳气而生血也。"小建中汤佐黄芪等物，甘以润土，土润则万物生也。初诊佐入小茴香、艾叶温经散寒，尤以小茴香不仅能温散下焦之寒，且兼能理气和中，开胃进食之功，待下焦之寒已散即中病即止，以免酿成孟浪之举。本案虽为月经先期，其小建中汤证的病机与本案病机切宜，故投之则效。

（七）气虚发热案

张某，女，32岁，台州椒江人氏，2006年8月2日初诊。

患者自诉中脘部如火灼之已近半载，时缓时作，缠绵不已，其作常在劳累后发生或加剧，伴头目眩晕，乏力短气，少气懒言，自汗易感冒，食少便溏，舌质淡，苔薄白，脉细弱。亟以益气健脾，甘温除大热。

处方：桂枝10克，白芍20克，炙甘草5克，生姜10克，大枣10枚，炙黄芪60克，饴糖（冲烊）60克，党参12克。十剂。

二诊：2006年8月13日，药后中脘灼热已缓，但时有偶发，中州无胀痛，苔薄白，脉细。

处方：桂枝10克，白芍20克，炙甘草5克，生姜10克，大枣10枚，炙黄芪30克，饴糖（冲烊）60克。三十剂。

三诊：2006年9月15日，药后诸症已悉平，嗣以健脾和胃善其后，后随访二载未发。

按：本案属于中医学“内伤发热”范畴，此疾以气血阴精亏损，脏腑功能失调导致发热。仲景在《金匮要略·血痹虚劳病》篇对虚劳所表现的“手足烦热”予以小建中汤进行治疗，首开甘温除热之先河。本案为中阳不足，中气不充，元阳不振，阴阳水火升降失调以致中脘灼热，患者素体气虚，劳则耗气，故劳累后加剧，中土虚弱，气血生化不足，无以充养脏腑经络，以致头晕，乏力短气，舌质淡等中气不足症状。正如《金匮翼·劳倦发热》所云：“劳倦发热者，积劳成倦，阳气下陷，则虚热内生也。”《证治汇补·发热》亦云：“气分虚热者，用甘温除大热。”故以小建中汤加味甘温之剂速除虚火，当然临床上应与外感发热相鉴别。在治疗上，应针对气郁血瘀、气虚、血虚、阴虚等不同证候应加以区别，切忌一见发热便用辛散或苦寒，以免酿成孟浪之举。故为医者，不可不慎也！

(八) 失眠案

孙某某，女，30岁，四川宜宾人氏，2005年3月12日初诊。

患者不寐已近半月，自诉每次上夜班后夜寐不安加剧，头目眩晕，短气乏力，心悸不宁时自觉有往室外奔走的冲动，肢倦神疲，苔薄白，脉细弱。

处方：桂枝10克，白芍20克，炙甘草5克，生姜10克，大枣10枚，夜交藤30克，饴糖(冲烊)60克，合欢花12克。十剂。

二诊：2005年3月23日，药后寐安，但时有心悸，中州无不适，二便尚调，苔薄白，脉细。

处方：桂枝10克，白芍20克，炙甘草5克，生姜10克，大枣10枚，炙黄芪20克，饴糖(冲烊)60克。十剂。

三诊：2005年4月4日，药后诸症悉平。效不更方，继进上方匝月善其后。

按：不寐虽病因繁多，但总体是阴阳失交，阳不入阴而形成不寐。《景岳全书》云：“夫邪而不寐者，必营气之不足也。营主血，血虚则无以养心，心虚则神不守舍。”本案不寐其病机适合建中汤证，为中阳不足，心脾两亏，营血亏损，阴阳失交之不寐，故速投建中汤伍入夜交藤而速效。《本草便读》亦云夜交藤能熟寐。余若遇此疾，必佐入夜交藤，其量一定在30克以上方能奏效，一般剂量在30～120克，视情况而酌之。通过多年临床验证，小建中汤虽以温中补虚，调和阴阳为其立方准则，但此方不但建中州之阳气，而且亦有补气生血之功。

(九) 痛经案

支某某，女，22岁，台州临海杜桥人氏，2006年8月7日初诊。

患者诉近半年来经期或经后小腹隐痛，喜温喜按，尤以置放热水袋则舒，月经量少，色淡清稀，面带菜色，伴头晕心悸，体倦乏力，大便时溏，舌质淡，脉细迟。此乃中土虚衰，气血不足，脾胃阳虚。亟以温中散寒，缓急止痛。

处方：桂枝10克，白芍20克，炙甘草5克，生姜10克，大枣10枚，制香附15克，小茴香8克，台乌药10克，饴糖(冲烊)60克。十剂。

二诊：2006年8月18日，药后经至，其疼痛程度已衰减大半。效不更方，嘱其下次月经至继进数剂，连服三次月经周期后随访数月而未犯。

按：痛经一证首见于《金匮要略》，其病位在子宫与冲任，以"不通则痛"，或"不荣则痛"为主要病机。西医将痛经分为原发性痛经和继发性痛经，原发性又称为功能性痛经，是指生殖器官无器质性病变者，一般由子宫内膜异位症、子宫腺肌症、盆腔炎等所引起的继发性痛经，原发性痛经以青少年女性为多见。继发性痛经常见于育龄期妇人，《景岳全书·妇人规》云："经行腹痛，证有虚实，实者因寒滞，或血滞，或气滞，虚者有因血虚，有因气虚，然实痛者多见于未行经之前，经通而痛自减，虚痛者多见于既行之后，血去而痛未止，或血去而痛益甚。"以上短短数语概要地归纳了本病常见病因，且提出了疼痛时间、性质、程度，以及辨虚实之大法。《李庵医要》亦云："妇人经后腹痛者是气血两虚也。"法当大补气血，张、李之论对后学在临床上颇有启迪。本案因经期以及经后腹痛且伴有一系列虚寒之象当辨为虚证痛经，故投小建中汤佐青囊丸加味，速效应是预期之料也。

(十) 嘈杂案

高某，男，42岁，山东德州人氏，2008年6月7日初诊。

患者自觉中脘空空如也，食后犹如没有进食之感，但食后则觉中脘舒畅，似饥非饥，似痛非痛，懊恼不已，莫可名状，伴有短气，心悸，口淡无味，大便时溏，苔薄白，质淡，脉虚弱。

处方：桂枝10克，白芍20克，炙甘草5克，生姜10克，大枣10枚，饴糖（冲烊）60克。八剂。

二诊：2008年6月16日，药后中脘嘈杂感已缓大半，精神大振，二便尚调，苔薄白，脉缓。

处方：桂枝10克，白芍20克，炙甘草5克，生姜10克，大枣10枚，炙黄芪30克，饴糖（冲烊）60克。十剂而愈，继进匝月以固其效。

按：嘈杂是中脘饥嘈，或作或止，其因甚多，但大抵有胃热、胃虚、血虚之不同。《证治准绳》云："嘈杂如饥状，每求食以自救，苟得少食则嘈杂亦少止，止而复作，盖土虚不禁木所摇，故治法必当补土伐木。"本案据其病情分析应为中土虚弱之象。又如《类证治裁·嘈症》云："嘈杂如饥……治法必补脾运痰，土厚载物，则风木自安，不必伐肝，但以六君子为专药。"余临证不拘泥于此论，依据辨证多投建中汤类亦能建其殊功。此为"同病异治，异病同治"。可见临证诊疾，先察病源，先候病机，仍为圆机活法，方为游刃有余也。

(十一) 遗精案

陈某某，男，19岁，台州椒江人氏，2007年4月7日初诊。

患者遗精已二月有余，每周必遗数次，易数医而效不显，延诊于余。刻诊：遗精，心悸不宁，夜寐不安，喜温恶寒，面色不华，腰膝酸软，食纳不振，短气乏力，稍劳累则加剧，苔薄白，质淡，脉细弱。亟以调中州之阴阳，益气摄精。

处方：桂枝10克，白芍20克，炙甘草5克，饴糖（冲烊）60克，生姜10克，大枣10枚，芡实15克，莲子30克，炙黄芪60克。十剂。

二诊：2007年4月18日，药后每周偶作，精神大振。效不更方，继酌上方加味予之。

处方：桂枝10克，白芍20克，炙甘草5克，生姜10克，大枣10枚，芡实20克，金樱子12克，炙黄芪30克，饴糖（冲烊）60克。二十剂而平。

按：遗精首见于《内经》，其中有梦而遗者，名为"梦遗"，无梦而遗者，甚至清醒时精液流出者为“滑精”。简而言之，有梦属“心火”，无梦属“肾虚”之说。而历代多数医家多遵从此论，此虽要言不烦，然遗精虽重在肾虚滑脱，精关不固，但其病理机制，也相互传变，并且出现夹杂错见的情况，所以它与心、肝、脾胃及各经亦有密切关系。故审证时详细推究其发病的脏腑之属虚、属实，才能有的放矢。本案患者易数医，多投补肾固精之剂而效不显，故临证须详审病机，以图他径。患者一派中阳虚衰之象，中医治疗强调人体整体观，毋须为“遗精”二字束缚了思维的跳跃。明代李中梓在《医宗必读·遗精》云：“愚按古今方论，皆以遗精为肾气衰弱之病，若与他脏不相干涉，不知《内经》言五脏六腑各有精，肾则受而藏之。梦而自遗者，心肾之伤居多。梦而后遗者，相火之强为害，若平五脏各得其职，则精藏而治。”本案虽为遗精，但责之中州失职，故厚土载物，使各脏各司其职，病安从来。总之，其治则上则清心安神，中则调其中土升举阳气，下则益肾固精。

（十二）蛋白尿案

王某某，男，18岁，学生，台州温岭人氏，2005年5月3日初诊。

患者前岁偶查尿常规出现蛋白尿（++），后每隔月复查尿常规亦然，久服中西药效不显。刻诊：形体消瘦，面色不华，胃纳不振，形寒肢冷，中州时胀痛，按之痛减，大便溏薄，苔薄白，质淡，脉虚大。亟以温中补虚，缓急止痛。

处方：桂枝10克，白芍20克，炙甘草5克，生姜10克，大枣10枚，制香附10克，乌药10克，炙黄芪30克，饴糖（冲烊）60克。十剂。

二诊：2005年5月14日，药后中州胀痛已解，余症同前，苔薄白，脉细缓。

处方：桂枝10克，白芍20克，炙甘草5克，生姜10克，大枣10枚，炙黄芪60克，饴糖（冲烊）60克。二十剂，并药后再查尿常规。

三诊：2005年6月6日，药后诸症悉平，尿常规蛋白尿（-）。效不更方，嘱继进上方匝月以固其效，嗣后随访半载亦无复作。

按：临床出现蛋白尿应属于中医学“虚劳”范畴。虚劳涉及范围较广，凡禀赋不足，后天失养，久病体弱，积劳内伤，久虚不复等以致多种脏腑气血阴阳亏损的病证。虚劳纲目繁多，但总不离五脏，而五脏之伤，又不外乎气血、阴阳，故治疗此疾，以五脏虚候为目，以气血、阴阳为纲。对其治疗，当以补益为基本原则。正如《素问》云："形不足者，温之以气，精不足者，补之以味。"本案患者虽以蛋白尿的形式出现，但从现代医学角度不外乎肾脏疾患，然从中医整体辨证出发，脾土长期受伐，气血生化不足，内不能调五脏六腑，外不能洒陈于营卫经脉。由于五脏相关，气血同源，阴阳互根，一脏受病，可累及他脏。所以各种原因所致的虚损常互相影响，速投小建中汤以建中州之原气，使气血生化有其源，脾土强健，食饮自倍，自能运化水谷精微以培养气血也。清代《王旭高医案》云："五脏皆虚，独治后天脾胃。"正所谓"有胃气则生，无胃气则死"。明代《理虚元鉴》亦云："专补命火者，不如补脾以建其中，脾为百骸之母，孰有大于地者哉。"绮石为明代理虚名家，其治虚损，特别强调补益脾肾在临床上的重要意义。《医学从众录》云："虚劳治法，舍建中别无生路。"陈氏之言更为绝对直接，当然临床疾患病机瞬息万变，具体情况，还是具体分析，才能左右逢源。

(十三) 矮小症案

刘某某，女，15岁，台州临海上盘人氏，2005年8月7日初诊。

患者身高只有1.47米，自觉烦恼不已，其母携其多方求治而无效。刻诊：体弱消瘦，面色腊黄，寡默少言，中脘时有胀痛，短气乏力，心悸不宁，形寒肢冷，大便时溏，苔薄白，舌质淡，脉细弱。

处方：桂枝10克，白芍20克，炙甘草5克，大枣10枚，生姜10克，高良姜10克，饴糖(冲烊)60克，公丁香10克。十剂。

二诊：2005年8月18日，药后中脘疼痛已平。效不更方，酌以上方加味以图远计。

处方：桂枝10克，白芍20克，炙甘草5克，大枣10枚，生姜10克，饴糖(冲烊)60克，炙黄芪40克。十剂。

三诊：2005年8月29日，药后诸症悉平，面色转红润，精神大振，二便尚调，虑其先后天素来不足，当以徐徐图之，继拟健脾益气之剂与黄芪建中汤相兼服之近半载，药后测其身高为1.50米。后不知所因，未至复诊。

按：本案只是个案，并不具有代表性，患者为先天发育不良。《素问·痿论》云"脾主身之肌肉",何况患者先天不足导致后天亦不足,因此更从"阴中之至阴"脾土着手,人体的四肢、肌肉均需后天之脾土运化水谷精微来充养。脾土得健,气血生化有其源,周身肌肉才能得到水谷精微的充养,从而保持肌肉、骨骼健壮有力,若脾失健运,气血化源不足,亦可致肌肉削瘦无力,甚则偏废不用。本案为棘手之疾,中医更强调整体观念与辨证论治。《慎斋遗书》云:"诸病不已,必寻到脾胃之中,方无一失。"实为见道之言,故一些慢性疾患之虚证,治之首宜注意脾土,气血生化有源,五脏受荫,诸恙可因之而愈。《怡堂散记》亦云:"善补肾者,当于脾胃求之。"精藏于肾,人出生后,肾精必须依赖后天脾土运化水谷精微不断滋养,方能生生不息。若中州虚损,可使精血来源匮乏,因而肾精不足。故善补肾者,除本脏外,尚需着眼于培补中土,亦有肾虚不补肾,而径用益脾收功者,例如许氏叔微善用补脾苏胃之法治疗肾亏损,所谓"凡下部肾经虚者,不必补之",但补脾护胃,俾谷气全而精髓自生,此乃"至妙之法"也。本案虽非完美个案,但从后天之本脾胃着手,短短数月,使其身高长了3厘米,也不得不令人深思,更为我们在临床治疗中提供一种思维方式。

(十四)遗尿案

钱某某,女,7岁,台州椒江人氏,2004年9月13日初诊。

患者睡中遗尿已二月有余,每晚多则遗二次,时缓时作,尤以白昼奔跑累乏时必遗,其面带菜色,中州时痛,痛时喜按则舒,食纳不振,大便质软,苔薄白,质色淡,脉缓。亟以培土益气,佐以固涩。

处方:桂枝10克,白芍20克,炙甘草5克,生姜10克,大枣10枚,高良姜10克,制香附10克,饴糖(冲烊)60克。十剂。

二诊:2004年9月24日,药后中脘疼痛已解,遗尿每周1~2次,苔薄白,脉缓。

处方:桂枝10克,白芍20克,炙甘草5克,生姜10克,大枣10枚,炙黄芪30克,益智仁8克,五味子8克,饴糖(冲烊)60克。十剂。

三诊:2004年10月4日,药后遗尿渐平。效不更方,继进上方匝月以固其效,嗣后予小建中汤原方善其后。

按:遗尿亦称"尿床",指3周岁以上小儿,睡眠中小便自遗,醒后方觉的一种病证。《灵枢·九针论》指出："膀胱不约为遗溺。"《金匮翼》云："脾肺气虚，不能约束水道而病不禁者。"由此可见，遗尿的发病主要是肾与膀胱有直接关系，多由先天不足，下元虚寒，或病后体质较弱，肺脾气虚等所致。本案虽为遗溺，但其病机切合小建中汤证，故投之甚捷。临床疾病繁多，然切中主要病机，亦能异病同治，可见圆机活法，方能有的放矢。

【综述】

本方系桂枝汤倍芍药加饴糖所组成，其证本为伤寒，而借用桂枝者，君以饴糖，倍加芍药而成，桂枝特和表而建功于中矣。谓寒邪与风邪尽不同，风邪顷刻外袭，寒邪易侵中气虚寒之人，其名曰建中者，是为建立中州之气，则邪不易侵入，即入亦足以御之也。本方为甘温补虚重要之剂。《医方考》以为本方当用肉桂，而不当用桂枝，其因为桂枝则味薄，故用之以解肌，肉桂则味厚，故用之以建里。此论颇有道理，然临床习惯多用桂枝不用肉桂，当然具体情况应具体分析，倘若其人中寒重甚，以肉桂代替桂枝，亦无不妥。经云："呕家不可用建中，为其甘也。"则夫腹痛而兼呕者，又非建中所宜矣。据笔者体会，此论亦不尽为然，若其人苔黄腻或白厚腻，或脉数，或泛恶甚者，亦当慎用，本为湿热之疾，投以甘温之剂，实为火上添薪，不但湿热不除，徒增病甚。若其人薄白苔、少苔，非阴虚内热之苔色的泛恶之人尽用之无妨，不因一句禁锢之语，而束缚我们的思维方式，从而裹足不前。孰为方中君药？李氏东垣等认为芍药为主药，而成氏无已等认为饴糖为君药，而根据多年临床实践观察分析认为饴糖为君药实为中肯。盖饴糖味甘性温，入肺胃脾三经，既能温补脾土以建中气，又能和里缓急以解挛痛。且其用量独重，方中胶饴为一升，汉代一升相当于现代约200克，可见该方中饴糖用量之大，实为加强其温中补虚之力，故饴糖为主药颇合经意。然本品易霉变，不易储存，现市坊药房大多不备，故绝多数临床医师多弃而不用，或用替代品代之。余曾用蜂蜜或生麦芽代替胶饴，其疗效多不近人意。近市面桂林产的胶饴亦不是正宗胶饴，其中加入添加剂，故余自作胶饴以备自用，至于替代品临床用小建中汤治失血虚衰者，本方用阿胶替换饴糖是因证变而方变，不足为奇。至于胶饴来源颇为棘手，因当今社会世风日下，道德沦丧，一些不良商贩往往用霉变大米或黄米来制作饴糖，甚至用发黑的河水来制作。据余考查,台州地区往往用红薯或玉米等代替麦芽制作胶饴,以节省成本,然用于临床其效多不佳。小建中汤广泛用于临床,疗效显著,其胶饴质量优劣是保证疗效的关键,因而饴糖须自制为妥。今将其制法录于此处以备参考:以 1∶4 左右旱米与水,先将水沸腾,后入旱米,不停地搅伴,煮至饭成后,伸入手指于饭中,能忍受其温度时,加入已备成之麦芽粉,在麦芽粉的作用下,淀粉转化为麦芽糖,原来稠黏的米饭变成稀饭,再以干净的纱布将其过滤至澄清液体,再入锅中,慢火熬至浓缩成蜂蜜状,冷却后以备取用。诚如《医方集解》云:"昂按此汤以饴糖为君,故不名桂枝芍药而名建中,今人用小建中者,绝不用饴糖,是失仲景之遗意也。"胶饴之甘以守中,不宜发谷精而为汗,故名建中。小建中汤为甘温补虚之要剂,临床最适合改善偏于瘦弱型体质人群,可以长期服用,其效甚伟。此方若入龙、牡,则包含桂枝加龙骨牡蛎汤之义,对于失精者,烦躁不安,或小儿营养不良者均有良效。然同为治疗中焦虚寒证的理中丸与本方有何异同呢?先从药证角度来讲,中焦虚寒伴有腹部悸动或腹部冷痛较著者,往往主以小建中汤,因方中桂枝既能定悸又能用于腹部悸动不安。若以呕吐或腹泻为主诉者多主以理中丸,因方中干姜既能温中散寒,亦能止呕。从方证角度来看,小建中汤有虚寒性伴有亢奋伤津的表现,如手足烦热,口燥咽干,四肢酸痛等。而理中丸则没有太多限制,除非阴亏火旺及湿热太盛宜忌之。小建中汤临床使用甚广,只要辨证属于心脾气血不足者,皆可用之。

肾 著 汤

【方论新解】

《千金要方·卷十九》云：甘姜苓术汤作肾著汤，著同着，留滞附着之意。本方由干姜、炙甘草、茯苓、白术等组成，此方善治寒湿留着肾经和腰部，阳气痹而不行所致。从仲景原文中，可以品读出此疾病程久长，多为慢性疾患，其病主要的特征是“腰以下冷痛，腰重如带五千钱”。今寒湿注于腰，督脉通达阳气功能减弱，带脉系于腰肾而又属脾束，诸脉之能已衰，则寒浊易下注，从而引起腰以下冷痛，腰腹部如带五千串铜钱那样重滞不舒之感觉。从而可知其病有几个主要特点为阳气不行，寒湿留着，与脾肾功能有密切联系。论其治法，应以祛除腰部经络寒湿为主，宜温行阳气、散寒除湿、补土制水的法则。先师陈瑞春教授曾云：“此疾若是男性多伴便溏、腹胀等脾虚湿胜等症。若是女性，必伴有白带增多、少腹坠胀等症。”验之临床，诚非虚语也。

总之，本方为治肾著之要方也，正如清代尤怡曰“其病不在肾之中脏，而在肾之外府”。故治法不在温肾散寒，而在燠土以胜水，甘姜苓术辛温甘淡，本非肾药，本非入肾之品，名肾着者，原其病也，尤氏之论，实通仲景之奥旨也。本方适应证为太阴病证，其辨证要点是：腰冷重，小便自利。

【临证实录】

（一）腰痛案

蔡某某，男，46岁，台州椒江人氏，2009年6月5日初诊。

患者患腰椎间盘脱出症已数载，经治疗后无复作，去岁突觉腰部两侧酸楚，转侧不利，腰部沉重下垂感，甚者全身如被绳索捆住，若遇阴雨天气则加重，大便溏薄，小便自利，苔白腻，舌体胖大边有齿印，脉沉迟。患者多方延医不效，视其前案，曾用当归、红花等活血化瘀之属和补肾之品如杜仲、巴戟天之流治疗无效，经人介绍延余治之。亟以散寒行湿，温经通络为法。

处方：干姜12克，生白术15克，茯苓20克，炙甘草5克，桂枝10克，补骨脂12克。十剂。

二诊：2009年6月16日，药后腰痛已衰减大半，但还以酸为主，尤以腰部沉重感顿减，中州无不适，苔薄白微腻，脉濡缓。

处方：干姜12克，生白术12克，茯苓15克，炙甘草5克，炒杜仲12克，川断12克，狗脊12克，补骨脂12克。十剂。

三诊：2009年6月27日，药后诸症悉平。效不更方，继进上方半月以固其效，嗣以补肾祛湿之剂善其后。

按：本案腰痛已延一载，多方延医，始则活血化瘀之剂，继进补肾之品均未显效。但经仔细辨证推敲，患者腰部沉重感阴雨天加重，脉沉迟等。《金匮要略》已有明文，当投肾著汤无疑，因寒湿之邪痹阻腰部，寒主收引，湿性凝滞，故腰部冷痛重着，转侧不利。湿为阴邪，得阳运始化，故阴雨寒冷天气为甚，苔白腻，脉沉迟均为寒湿停聚之象。缘何用药一载罔效，一则活血通经，不敌寒湿；二则补肾益气，虽从腰论治，但亦未触及寒湿，究其病机，乃脾肾阳虚所致。故凡疗疾，先察病源，先候病机，以候五脏六腑气血的盛衰，有的放矢，才能左右逢源。方中加桂枝温经通络，尤佐补骨脂味苦、辛，气大温。《得配本草》云："其暖肾脏，以壮元阳，治腰膝酸疼神效。"可见中医辨证施治并非空谈，乃是中医治病之灵魂。

(二) 腰沉困案

胡某某，女，34岁，台州玉环人氏，2010年5月8日初诊。

患者自觉腰部沉重下垂感已半月余。刻诊：腰部无疼痛，但觉如重物下坠感，坐卧不宁，腰部怕冷，得温则舒，面色不华，精神乏力，白带量多，其质稀淡如水，苔薄白腻，脉沉迟缓。

处方：干姜10克，生白术15克，茯苓20克，炙甘草5克，芡实15克，狗脊12克，补骨脂12克，菟丝子(布包)15克。八剂。

二诊：2010年5月17日，药后腰重感大缓，白带量明显减少，中州无不适，苔薄白，脉沉缓。

处方：干姜10克，生白术15克，茯苓15克，炙甘草5克，补骨脂12克，芡实15克，独活10克，狗脊15克。十剂。

三诊：2010年5月28日，药后诸症悉平。效不更方，继进上方匝月以固其效，嗣以补肾祛湿之剂善其后。

按：沉者，乃湿邪所患，本案辨证为寒湿注其腰部，且伴有白带增多，质稀如水。《傅青主女科·带下》云“带下俱是湿证”。综观此案，腰重及带下增多，同为脾肾两虚，寒湿下注所致。清代尤怡发皇古义，穷极源流，指出本方乃燠土以胜水(湿)，病机切宜，药证相符而投之霍然也。

(三) 尿频案

陈某某，男，23岁，湖北公安人氏，2012年10月7月初诊。

患者尿频近月余。刻诊：尿频，尤以入夜为甚，每晚起夜三四次，其色清，无尿痛，尿急伴腰部沉重感，少腹处时有胀坠感，自觉阴囊处有潮湿感，面色不华，形寒怕冷，大便时溏，中州无不适，苔薄白，质淡，脉滑细。证属寒湿下注，太阴病证。亟以温化寒湿。

处方：茯苓15克，炙甘草6克，干姜10克，炮姜6克，苍术12克。三剂。

二诊：2012年10月12日，药后二剂知三剂已。效不更方，续进上方一周以固其效。

按：本案患者尿频虽近月余，投数剂而平决非巧合，投匕既安实药证相符。业师、著名经方家冯世伦教授指出经方治病，主要依据症状反应，用八纲分析症状，辨明六经，继明辨方证，求得方证对应而治愈疾病。

【综述】

甘姜苓术汤重用干姜辛温散寒而通利关节，配甘草益其土气，土运则湿邪易除，茯苓甘淡渗湿，健脾以胜湿，白术之苦温，燥湿健脾以利腰脐之气，有些学者提出炮姜易干姜，余认为是为不妥，其因炮姜经过炙炮，辛味减弱，味为苦涩，入足太阴血分，温经止血乃是其特长，一般用于虚寒性出血证。干姜味辛性热，走散之力已衰，温中之能亦强，尚能祛寒湿，为治疗脾胃虚寒证之要药，入手少阴、足太阴气分。古贤有“干姜能走能守，炮姜守而不走”之训。历代学者对肾著病因病机亦众说纷纭，下面列举有代表性之论，如肾阳不振，水湿泛溢；脾阳不运，寒湿留滞；肾气已衰，湿气外著；肾气痹着，水旺侮土为病；肾元未病，寒湿痹着腰部。仁者见仁，智者见智，但细敲仲景原文，以方测证，肾著之病当以温阳行气、散寒除湿、补土制水的治法颇合经意。

吴茱萸汤

【方论新解】

吴茱萸汤由吴茱萸、人参、生姜、大枣四味组成。在仲景《伤寒论》中多处提到吴茱萸汤，分别为伤寒食谷欲呕者，属阳明也，此汤主之；得汤反剧者，属上焦，此非所宜也；少阴吐利，手足厥冷，烦躁欲死者，此汤主之；厥阴干呕吐沫，头痛者，亦此方主之。综上所述，三条条文中均有呕吐一症，可见呕吐、吐涎沫、头痛是吴茱萸汤证中主要症状。呕吐一症乃因寒邪滞于中焦，胃气上逆，失和乘降所致，究其病机，实为肝寒犯胃，故治宜温中散寒，降逆止呕。但临证须注意，吴茱萸为大辛大热之品，性辛温香窜，易耗气动火，昏目发疮，其用量应斟酌。关于吴茱萸的用量，历代各有纷说，按照汉代剂量进行换算，吴茱萸一升相当于现代的50克，这么大的用量，而方中生姜之量应倍于吴茱萸，而二者同具升降之性，其升浮之性有助于温中厚阳止泻，其沉降之性有助于温中散寒止呕。其升降之性，实调中焦之升降也。吴茱萸汤重用生姜至六两，这相对于仲景方中其他方剂，其用量是最大的，实取其温通之性，能升能降，以开中州凝滞之寒邪，使脾胃之气上下通行，则心肾自能随中州气化之升降而息息相通也。正如张氏锡纯《医学衷中参西录》云："吴茱萸汤之实用，乃肝胃同治之剂也。至于此证烦躁欲死，非秘因肝邪盛极，实因寒邪阻塞而心肾不交也。盖人心肾之气，果分毫不交，其人即危不旋踵。至于烦躁欲死，其心肾几分毫不交矣。夫心肾之所以相交者，实赖脾胃之气上下通行……"余临床首用吴茱萸、生姜之量在15～30克，中病逐量酌减，徐徐图之，必有捷效。

总之，本方为温中降逆之代表方，凡肝胃虚寒之疾，浊阴上逆之证，胸闷或头痛者，病机切宜。

【临证实录】

(一) 睡中吐涎案

张某某,女,53 岁,台州大陈人氏,2009 年 11 月 11 日初诊。

患者每晚入睡后则有大量涎沫从口中涌出而惊醒已有二载余,而白昼无异常。刻诊:面带倦容,头晕怕冷,中脘时有泛恶,得温则舒,尤食生冷之品加剧,苔薄白,质淡,脉沉弦。诉其害怕夜晚入睡,苦恼不已,多方中西医治疗无效,经人介绍延余诊治。

处方:党参 12 克,炒白术 12 克,炙甘草 5 克,干姜 10 克,炮附子(先煎)15 克。八剂。

二诊:2009 年 11 月 19 日,药后无效,每晚入睡仍作,细审其病机,患者干呕,吐涎沫,头晕等症,仲景已有明文,遂投吴茱萸汤加味予之。

处方:吴茱萸 15 克,党参 15 克,炙甘草 5 克,生姜 20 克,大枣 10 枚,干姜 10 克,炒白术 12 克,炮附子(先煎)10 克。十剂。

三诊:2009 年 11 月 29 日,药后诸症已衰减大半,每周发作 1~2 次,精神大振,欣喜异常,中州无不适,苔薄白,脉弦细。

处方:吴茱萸 12 克,党参 10 克,炙甘草 5 克,生姜 15 克,大枣 10 枚,干姜 10 克,炒白术 10 克,桂枝 20 克,炮附子(先煎)15 克。十剂。

四诊:2009 年 12 月 11 日,药后诸症悉平。效不更方,继进上方匝月以固其效,嗣进温中散寒止呕之剂善其后。越年,其子来诊治胃疾,诉其母之疾未犯。

按:患者入睡吐涎实属怪异之疾,历经数载,久治不愈,究其因实乃肝寒犯胃,初投附子理中不应,非单纯脾阳虚寒也。细审其因,投吴茱萸汤加味而效,尤以方中佐入桂枝值得玩味。《本草思辨录》云:“桂枝辛温,能止其冲,桂枝乃下冲妙药,仲圣屡用之。”桂枝加桂汤温通心阳,平冲降逆,早有明训。故临证察疾,紧抓主症,四诊合参,仲景原文烂熟于胸,何患疾不除哉!

(二) 胃脘痛案

陈某某,女,45 岁,四川绵阳人氏,2004 年 3 月 5 日初诊。

患者诉中脘疼痛已近半载，泛吐清水，喜温喜按，头目眩晕，食纳不振，手足不温，二便尚调，苔薄白而润，舌质淡，脉弦细。西医诊为“胃十二指肠溃疡”。

处方：吴茱萸 15 克，生姜 20 克，党参 15 克，大枣 10 枚，制半夏 10 克，砂仁(冲服)5 克。八剂。

二诊：2004 年 3 月 14 日，药后诸症基本已平，苔薄白，脉弦缓。继以酌剂加味予之。

处方：吴茱萸 10 克，生姜 15 克，大枣 10 枚，党参 12 克，炙甘草 5 克，制半夏 10 克，炒白术 12 克，云木香(后下)6 克。十剂。

三诊：2004 年 3 月 25 日，药后中脘无不适。效不更方，继进上方匝月以固其效，嗣以温中健脾和胃之剂善其后。

按：胃脘疼痛当辨为肝寒犯胃，属虚寒之证，方投此方治之。肝寒犯胃，其本在肝，其标在胃，吴茱萸汤温肝暖胃实为肝寒犯胃所设。本案久病脾阳不足，肝木乘之，肝气横逆，上冲犯胃，故投以吴茱萸汤加半夏和胃降逆，砂仁温中和气。若苔剥，或质红之阴虚之证，不可误用，否则火上浇油而酿成“得汤反剧”，必须明辨之。

(三) 眩晕案

李某，女，42 岁，台州仙居人氏，2009 年 5 月 7 日初诊。

患者头目眩晕已二月有余。刻诊：头目眩晕，尤以头顶部胀疼，中脘亦胀疼，泛吐清水，面色不华，郁郁寡言，食纳不佳，大便时溏，舌质淡，苔薄白润，脉弦细。西医诊为“慢性浅表性胃炎”。辨为肝胃不和，肝寒犯胃。

处方：吴茱萸 15 克，党参 12 克，炙甘草 5 克，生姜 20 克，制半夏 10 克，大枣 10 枚。十剂。

二诊：2009 年 5 月 18 日，药后眩晕及胃脘痛已衰减大半，惟胃纳不佳，二便尚调，苔薄白，脉弦细。

处方：吴茱萸 12 克，党参 10 克，炙甘草 5 克，生姜 15 克，炒白术 12 克，制半夏 10 克，大枣 10 枚，陈皮 10 克，砂仁(冲服)5 克，云木香(后下)6 克。十剂而安，继以温中和胃之剂善其后。

按：《景岳全书·眩运》指出眩晕一证，虚者居其八九，而兼火，兼痰不过十中一二耳。强调“无虚不能作眩”。而肝寒犯胃作眩，但以虚为实，中阳不足，肝胃寒邪挟浊阴之气上逆，扰于清阳之府头部而致头痛。本案患者久患胃疾，其主症为眩晕，虽然病名各异，症状亦不同，但从辨证角度考虑，其病机是一致的，均属肝寒犯胃。吴茱萸辛热而厚味，经曰：“味为阴，味厚为阴中之阴，故走下焦而温少阴、厥阴，佐生姜散其寒，佐人参、大枣补其中也。”辨证得当，丝丝入扣，焉能不效乎哉！

(四) 鼻渊案

宋某某，男，36岁，台州椒江人氏，2007年4月17日初诊。

患者前额疼痛伴鼻流浊涕已年余。刻诊：鼻流黄浊涕，时而涌出，前额部不时疼胀，食纳不振，时有干呕，喜吐涎沫，大便时溏，苔薄白微腻，舌质淡，脉弦紧。台州某医院诊为“慢性鼻窦炎”。亟以散风邪，通鼻窍。

处方：苍耳子10克，辛夷花(布包)10克，白芷10克，薄荷(后下)15克，金银花15克，连翘12克，防风6克，僵蚕6克。八剂。

二诊：2007年4月26日，药后诸症稍缓，但无多起效，中脘泛恶更甚，须重理思绪，细察其病机实属胃虚寒饮所致，酌斟拟方。

处方：吴茱萸15克，生姜20克，党参15克，大枣10枚，煅牡蛎(先煎)15克。八剂。

三诊：2007年5月5日，药后诸症悉平，继进上方数剂以固其效。

按：慢性鼻窦炎是指鼻窦黏膜的慢性炎症，其可单发于某一侧或某一组鼻窦，亦可多发性，临床上以上颌窦发病最高，本病临床表现为鼻塞，流浊涕而量多，头部隐痛或闷痛，伴有嗅觉障碍，甚至精神不振，记忆力减退，注意力不集中等。本案初诊审证不当，虽有微效，但未切中其病机，鼻虽为肺窍，但的确是阳明经脉所循络，阳明胃经饮邪随经上泛。仲景早有明文，“干呕，吐涎沫，头痛者，吴茱萸汤主之”，是为同病异治，异病同治也。

【综述】

吴茱萸汤一方能疗三证，一为中焦虚寒，二为少阴吐利，三为厥阴头痛，以上三证皆属虚寒之候，皆有呕吐一症，呕为胃逆，中州虚寒所致，浊阴上逆为上三证之要点。吴茱萸汤用以治疗中、下二焦虚寒，挟浊阴上冲，所致的各种证候。《本草经疏》云:"凡脾胃之气,喜温而恶寒,寒则中气不能运化,或为冷食不消,或为腹内绞痛,或寒痰停滞,以致气逆发咳,五脏不利,吴茱萸暖脾胃而散寒邪,则中自温,气自下而诸证悉除。"所谓"寒淫所胜,平以辛热"之意。本方主治病证大多较为久长,或为缠绵不已之候,可以从仲景运用吴茱萸方中以窥一二。如治"手足厥寒,脉细欲绝者"用当归四逆汤,而治"其人内有久寒者"用当归四逆加吴茱萸生姜汤,以及治"妇人少腹寒,久不受胎"用温经汤,都具有吴茱萸汤所治疗的病证特点。至于方中生姜作用,历代亦纷说不一,如许宏认为生姜在方中能散气为臣,而柯琴认为助姜、枣调营卫以补四末。生姜辛温,入肺脾胃三经,能升能降,能散能温,方中重用生姜其意在于温中止呕,开中焦凝滞之寒邪,安阳明上逆之浊阴,其又为"呕家之圣药"助吴茱萸散寒降逆止呕,故生姜作为辅药颇合仲景用药之深义。临床运用此方,应紧紧抓住呕吐、吐涎沫、舌淡苔白滑、脉迟为其辨证要点。呕吐甚者伍入砂仁、半夏等味,头痛甚者佐入川芎、当归等,胃寒者加良附丸等,阳虚恶寒者加附子,若肝肾虚寒伴泪流冷泪者,亦可佐入细辛、当归、木贼等以暖肝疏风。对于某些严重呕吐者,亦可采用冷服法,以免格拒呕吐。可见运用经方,贵在随证灵活化裁,实践与理论相结合,遵古而不泥古,方能奏效。

小青龙汤

【方论新解】

小青龙汤由麻黄、桂枝、白芍、干姜、细辛、法夏、炙甘草、五味子等组成，主治外寒内饮之病证。体内素有水饮内停，复感内寒病邪，外寒触动内饮，寒水相搏，肺失清肃，则恶寒发热，喘嗽等症，若不疏表而徒行其水，则外束之表邪难解；而不化饮而专散表邪，则内停之水气不化，仲景立此方解表散饮，表里同治之法。综观本方辛散药与酸收药配伍，方中麻、桂、甘草之辛以散表邪，干姜、细辛、半夏之辛以行水气而润肾，五味子、芍药之酸以收逆气而安肺。正所谓"发汗以散邪水，收敛以固真水"。宣中有降，开中有合，外发汗而内行水，内外协调相济，则表里之邪尽散也。

总之，本方专为素有水饮内停，外感风寒之表实兼水饮证而设，为治风寒挟饮而见咳喘者之主方也，其适应证为太阳太阴合病证，辨证要点是：外寒内饮而致咳喘者。

【临证实录】

（一）哮喘案

陈某某，男，52岁，台州玉环人氏，2006年2月8日初诊。

患者哮喘已有十余载之久。每好发于冬春之季，近因外感而哮喘又作，以致夜不能着枕，喘嗽较急，咯痰量多而呈白色泡沫状，恶寒肢冷，食纳不佳，二便尚调，舌质淡胖，苔薄白腻，脉沉紧，两肺布满湿啰音。证属风寒束表，痰饮犯肺。亟以宣肺解表，温化水饮。

处方：生麻黄10克，桂枝9克，干姜5克，白芍10克，细辛5克，五味子10克，炙甘草3克，紫苏子（研细）10克，清半夏10克，白前10克。

六剂。

二诊：2006年2月15日，药后哮喘稍缓，痰多质稀多泡沫，尤以入夜喘之为甚，形寒怕冷，大便稍溏，苔薄白微腻，脉沉小紧。

处方：生麻黄15克，桂枝10克，干姜15克，白芍9克，细辛5克，五味子6克，陈皮10克，炙甘草5克，紫苏子(研细)10克，清半夏10克，白前10克。八剂。

三诊：2006年2月23日，药后哮喘几已悉平，惟夜间稍有微咳，痰白量少，二便尚调，虑久服峻剂必耗液伤体，故中病即止，苔薄白，脉弦缓。

处方：北沙参10克，生白术12克，茯苓12克，细辛5克，五味子6克，款冬花10克，陈皮6克，炙甘草5克，清半夏10克。服匝月而安，继嘱香砂六君子丸以固其效。

按：哮喘有寒热之分，寒哮可与痰饮同治。本案患者哮喘已有经年，肺气已虚，肺主呼吸，外合皮毛，肺虚则卫外不固，外邪易袭，经细辨初投小青龙汤加味而其效不显，方证对应，其为何如？实为麻黄、干姜乃本方主药，温中解表，宣肺平喘，化痰止咳，实赖其建功，临床体会麻黄小剂量有解表发汗之力，稍大剂量则有宣肺平喘之功，故遂改其剂量，余药同前，投之捷效，中病即止后，继以六君子加味补益肺脾，以固其效。辨治原则根据已发、未发分虚实进行施治，发作时以邪实为主，当攻邪治标，分别寒热；稳定期以正虚为主，当扶正治本，审察阴阳，分别脏器，采用补肺、健脾、益肾之法。同时必须注意肾为先天之本，五脏之根本，其中尤以补肾为要，肾精充足则根本得固，临证不得不察。余以为《医宗必读》所云"避风寒，节厚味，禁用凉剂，恐风邪难解，禁用热剂，恐痰炀开。理气疏风，勿忘根本，为善治也"，短短数语，值得令人深思矣！

(二) 遗尿案

张某某，男，57岁，四川雅安人氏，2005年5月26日初诊。

患者素有哮喘病史，近因外感而致喘嗽又犯，同时伴有夜间遗尿，少则数日一次，多则隔日一次，经多方延医无效。刻诊：咳喘频作，自诉甚则不能着枕，夜间遗尿，咳吐白色泡沫痰，口唇轻度发绀，面色不华，苔白滑，质淡，脉浮弦。证属外感风寒，寒水犯肺。

处方：生麻黄 12 克，桂枝 10 克，炙甘草 3 克，清半夏 10 克，白芍 10 克，细辛 5 克，干姜 10 克，五味子 8 克。八剂。

二诊：2005 年 6 月 4 日，药后喘嗽已衰减大半，夜间遗尿已大减，服药期间仅遗 1 次。效不更方，继进上方数剂以固其效，嗣以补肾纳气固摄之剂善其后。

按：本案遗尿是病后体弱，肾气虚亏，下元不固，膀胱约束失职所致。戴氏思恭云："睡着遗尿者，此亦下元冷，小便不禁而然。"分析本案患者体内素有饮邪，复感外邪，外邪与内饮互结于肺，肺失清肃，宣降无权，肾水收摄已衰，膀胱开合失司，以致遗尿频作。方中取麻、桂解表散寒，干姜、五味子、细辛散寒饮，开肺气，白芍酸收敛阴。故在上肺气宣通，治节有权，在下肾气固摄，膀胱开合有节，下病上治乃不失为中医治疗一大特色，故投之疾霍然矣。

(三) 失音案

丁某，男，52 岁，台州临海人氏，2003 年 4 月 12 日初诊。

患者外感咳嗽已近月余，其声不扬，甚则嘶哑，延治数医，多以抗菌消炎药以及服桑菊饮及麻杏甘石汤等均治疗无效。刻诊：咳嗽痰多，声音嘶哑不扬，咳吐白色泡沫痰，时胸闷泛吐清水，肢寒怕冷，喜热饮而饮不多，大便时溏，苔薄白而润，质淡红，脉濡缓。

处方：生麻黄 12 克，桂枝 10 克，苦杏仁 10 克，干姜 10 克，炙甘草 3 克，北细辛 5 克，清半夏 10 克，北五味子 8 克，桔梗 6 克。六剂。

二诊：2003 年 4 月 18 日，药后诸症几已悉平，中州无不适，二便尚调，苔薄白，脉濡缓。

处方：生麻黄 10 克，桂枝尖 10 克，苦杏仁 10 克，干姜 10 克，炙甘草 3 克，陈皮 6 克，北五味 8 克，清半夏 10 克，桔梗 10 克。六剂。

三诊：2003 年 4 月 25 日，药后疾已平，嗣进健脾化痰和胃之剂善其后，后随访半载未犯。

按：失音，《内经》称为"喑"，其特点为声音不扬，甚至嘶哑不出声者，其虽为咽喉，声道疾患，实与肺肾有密切联系。临床根据其病势缓急，分为暴喑、久喑而施于辨证，故张氏景岳云："喑哑之病，当知虚实。"但其因较多，有属肺实者，有风寒痰热者，有阴亏者，亦有肺燥、肾虚之分。肺实之证，当以疏邪宣肺为主；阴亏之人，当以润肺养阴为主。本案虽辨为失音无疑，然其痰色白而多泡沫者，而形寒怕冷等外邪客体，内有饮邪，当投小青龙汤加味而效甚捷。

【综述】

小青龙汤为主治外寒内饮之病，临床多用于慢性气管炎、哮喘性气管炎及支气管哮喘、肺心病等合并外感，中医辨证属表寒内饮者均可加减治疗，然其药味辛烈走窜，具伐阴动阳之弊，运用时须知“中病即止”，终始一个“度”的问题。综观此方是为表里同治之法，方中麻、桂辛散外客之风寒，姜、辛、味是小青龙汤核心药组，干姜、细辛均有温肺化饮作用，其伍配体现了肺之宣降的生理功能，而五味子酸收之性是为防止诸药发散太过，以免过度耗伤肺气，因饮为阴邪，蒙蔽清扬之气，非离照当空，雾霾焉能散之，是以干姜辛热之性，扫其阴霾之气，复以酸收之性五味子敛肺之逆气，固耗散之真气，即《内经》“以辛散之，以甘缓之，以酸收之”之意。以上这种散收伍配之法体现了中医理论指导实践的具体运用。小青龙汤证临床见症颇为复杂，然本方加减法亦为复杂，对此，历代医家各有详释和发明，但有两处加减法值得推敲，一为“若微利，去麻黄加荛花”。下利为水饮下趋肠道所致，利属下焦阳分，不可更发其阳，麻黄专于走表，去之固然，而荛花为芫花之类，为峻下水饮之品，稍有微利而伐之，势必引起孟浪之举，对此有的医家疑此为“误传之错”，易健脾利水之药颇为中肯。二为“若喘，去麻黄，加杏仁半升”，这无疑给我们研究此方运用似乎呈现一个矛盾，仲景为何舍麻黄代之杏仁？若去之，依谁奏功？我们细细玩味此方可知小青龙之喘主要是水寒之气上逆，郁阻于肺，治疗宜用有助于肺气肃降之品，虽然麻黄和杏仁二者同具有平喘止咳功效，然二者不同点在于麻黄用于肺气不宣之喘咳较为适宜。《本草求真》云：“杏仁，既有发散风寒之能，复有下气除喘之力，缘辛则散邪，苦则下气，润则通秘，温则宣滞化痰。”主要阐明了杏仁功效特点。余以为麻黄为喘家正药，如表实无汗而喘，放胆用之，非杏仁能胜任之，如表虚汗多者，依临床所现权宜酌易，取杏仁下气之功，以达肺之肃降之能，以避免使用麻黄过于宣散，当然，具体情况具体分析，不能一概论之。可见善读古人书，宁涩勿速，否则囫囵吞枣，不得其解，乃学者之大忌也。此外，对于小青龙汤是否必兼表邪，先师陈瑞春教授说得更加明了透彻，其云："小青龙汤兼表为不争之实，然小青龙汤治疗痰饮，没有表证者亦可运用，方中麻、桂非为表证而设，且其与姜、辛、味三者辛甘温收敛之品同用，显然不是为了发表。"

茵陈五苓散

【方论新解】

“黄疸病，茵陈五苓散主之”。条文平铺直叙言及黄疸病，其概念中以身黄、目黄、小便黄为主要症状，其中目睛黄染为主要特征。形成黄疸之因不外乎内外二因有关，外因多由感受外邪，食饮不节所致，内因多与脾土虚弱，中州不足有关，其病机关键是湿邪。《金匮要略》亦云：“黄家所得，从湿得之。”从脏腑分析不外脾胃肝胆，往往由脾胃涉及肝胆。茵陈五苓散以方测证为阴黄，多由寒湿阻遏，脾阳不振，胆汁外溢所致，为湿重于热的黄疸病，其病征表现除黄疸外，当亦有形寒发热，食纳不佳，大便溏泄，小便短少不利等症。《临证指南医案·疸》云：“阴黄之作，湿从寒化，脾阳不能化热，胆液为湿所阻，渍于脾，浸淫肌肉，溢于皮肤，色如熏黄，阴主晦，治在脾。”叶桂此语简洁明了，不过化湿邪利小便为黄疸病的治疗大法。

总之，本方为治疗湿重于热的黄疸病主方，其适应证为太阳阳明太阴合病证，辨证要点是：黄疸见外邪里饮。

【临证实录】

(一) 目睛黄染案

周某某，男，46 岁，台州临海人氏，2010 年 4 月 23 日初诊。

患者患慢性黄疸性肝炎反复近一载之久，经治疗后诸症基本已衰，但总胆红素 85.6 μmmol/L，经服西药如博路定、恩替卡韦片等数月，其总胆红素指标一直未降。刻诊：巩膜黄染，面色晦暗，头身困重，时有乏力，无形寒发热，中州无不适，溲黄，大便时溏，苔白腻，脉弦滑。台州某医院 B 超示：① 肝大，慢性弥漫性肝病；② 脾肿大；③ 胆囊未异常。

处方：茵陈20克，猪苓10克，茯苓12克，泽泻10克，生苍术10克，桂枝10克，佩兰10克，藿香10克，冬瓜子10克。十六剂。

二诊：2010年5月9日，药后肝功能复查总胆红素已降至44.2 μmmol/L，精神转佳，溲已清，中州无不适，苔薄白腻，脉弦缓。

处方：茵陈30克，猪苓10克，茯苓20克，泽泻10克，生白术12克，桂枝6克，石菖蒲10克，冬瓜皮12克。二十剂。

三诊：2010年6月1日，药后复查总胆红素降至20 μmmol/L，诸症悉平。效不更方，继进茵陈五苓散原方匝月以固其效，后随访半载未犯。

按：患者总胆红素久服西药未平，临床辨为湿重于热的阴黄，丹波元坚认为黄如熏黄而暗，湿多，脉必沉缓，渗湿为主。当投茵陈五苓散而效。

使用本方应注意以下几点：① 茵陈为君药，其治疗剂量一般应30～50克之间，或者逐渐递增；② 适当酌减桂枝之量；③ 时时注意中州之盛衰，勿视其根本。药证相符，区区数味亦能力挽沉疴，是为经方魅力也。

（二）目睛黄染案

张某某，男，62岁，安徽池州人氏，2009年5月3日初诊。

患者之子诉其父在本地某大医院诊断为胰腺癌，伴有腹水之症。其子来电云：陪其父至浙台州延余治疗，余对曰：关山阻隔，千里之遥极非易事，并介绍其父延请皖省名医马继松教授，经马教授精心治疗月余后腹水已悉平，但目睛黄染未退。患者抵浙江台州在某大医院重新检查诊断为胰腺炎。刻诊：目睛黄染，溲黄，诸无不适，苔薄白腻，脉弦缓。予茵陈五苓散二十余剂后黄染已退。后随访一载未犯。

按：中医疗疾，同病异治，异病同治，先察病机，有的放矢，方能无误。正如《医述》所云："识得标，只助本，治于人，无一损。"实为经验之谈也。

【综述】

茵陈五苓散利水祛湿，清热退黄。本方证乃湿热郁蒸，涉及中土脾胃及肝胆，脾土运化失职，肝胆疏泄失调，湿热入于肝经血分，肝郁胆滞而发黄。身目俱黄，胆汁外溢，其色如烟熏，乃湿重于热，湿为阴邪，湿困中土，胃纳不振，头身困重，恶心呕吐，大便时溏。方中茵陈倍于五苓散，重在分利湿邪以退黄，五苓散发汗利小便以除湿，二者合用，利湿之功胜于清热。尤以茵陈用量须重方能奏效，余择用其量为30～50克，茵陈备受冬令水寒之气，而具阳春生发之机，其味苦、辛，性微寒，为清热利湿退黄之要药。茵陈退黄医者皆知，然用其消肿者少，《本草正义》云其行水最捷。《本草再新》言其利湿消肿。然不管其利水与消肿，时为利湿邪而退黄矣。《医方考》对此方阐述颇为简洁明了，其云热病小便不利，湿热内蓄，势必发黄。茵陈，黄家神良之品也，故诸方多用之。五苓散味平而淡，故可以导利小水，官桂之加，取有辛热，能引诸药直达热邪蓄结之处。经曰：甚者从治。此之谓也。

柴胡桂枝干姜汤

【方论新解】

《伤寒论》第147条云:“伤寒五六日,已发汗而复下之,胸胁满微结,小便不利,渴而不呕,但头汗出,往来寒热,此为未解也,柴胡桂枝干姜汤主之。”柴胡证一般为胸胁满而不结,呕而不渴,小便自可,今胸胁满微结,渴而不呕,小便不利,知非纯属少阳,而有其他兼证,那所兼何证呢?从小便不利等证分析,当是兼水饮内停。盖少阳分司手足二经,胆与三焦皆属之,当胆火内郁,枢机不利,疏泄失常时,则三焦决渎之职必为之阻滞,以致水饮停蓄不行,水饮结于少阳之经,故胸胁满微结,水蓄于下,膀胱气化失职,故小便不利。水饮内停,气不化津,则见口渴,胃气尚和,因而不呕,但头汗出,因水逆不调,加之少阳枢机不利,阳郁不能宣达于外,反蒸腾于上所致。余有幸入室江浙名家林氏丹峰,先生淡薄名利,忙于诊务,无暇著述,日诊近百之众,活人无数,远近咸知,尤推崇伤寒学说,认为此方有升有降,寒温并用,温清兼施,表里兼顾,实为柴胡剂中三表七里之法也。余师其意,感悟此方运用临床治疗一些内伤杂症,效如桴鼓相应,举案析之。

本方适应证为半表半里阴证及厥阴病证,其临床辨证要点是:半表半里虚寒证而见四肢厥冷,口干或苦,心下微结。

【临证实录】

(一) 恐水症案

王某某,男,68岁,台州温岭人氏,2007年1月28日初诊。

患者素有哮喘病史,近不慎受寒而喘又作,头晕目眩,口苦且淡,咳吐白色泡沫痰,量多且稀,每徒步见之河流,则心中大恐,不敢过桥,生怕掉入水中，在家见水龙头亦觉不舒，小便短少，但不喜饮，中州无不适，苔白水滑，舌质淡，脉弦细。予小青龙汤加味。

三剂后喘作已平，但恐水症未解，忽思水滑之苔，定有大量饮邪内伏，而少阳之证又具，外邪已解，独有内饮潜伏，知小青龙汤未能胜任，必图他径。

二诊：2007年1月31日，亟以和解少阳，宣化停饮。

处方：北柴胡10克，桂枝10克，干姜10克，黄芩6克，炙甘草5克，猪苓10克，生牡蛎(先煎)20克，天花粉12克，茯苓15克，生白术12克，泽泻10克，粉葛根10克。六剂，诸症已解，随访二载未作。

按：患者素有哮喘病，初诊服药虽喘疾已平，但未切中病机，头晕口苦为少阳证，溲少而不喜饮，尤为水滑之苔，知饮邪必伏于内，故予此方加味而疾霍然，知医者，不可不慎于病机的权变灵活。

(二) 尿闭症案

梁某，男，52岁，台州黄岩人氏，2006年5月7日初诊。

患者因患肾疾住院，后经治疗病情稳定，但忽患尿闭症，西医不用呋塞米则点滴不通，中医投用补肾之剂而效不显。刻诊：患者苦痛病容，头目眩晕，小便不通，下腹胀甚。腹诊：左胁下拘挛，而有动悸。苔薄白，脉弦细。因思前医屡用常法不效，束手之时，忽思汤本求真曾治尿闭症一案，颇为雷同。

处方：北柴胡10克，桂枝6克，干姜6克，黄芩6克，生牡蛎(先煎)12克，炙甘草6克，当归10克，天花粉12克，生白芍18克，云茯苓15克，泽泻12克，生白术12克，川芎5克。三剂而尿通。

按：本案运用常法治疗而效不显，久患之疾多痰瘀，非利尿一途也，故必另图他径。汤本求真在《皇汉医学》曾云："当归芍药散有驱瘀血、利尿二作用。"故投柴胡桂枝干姜汤合当归芍药散加味而效甚捷，古贤不欺吾辈也，为医者应广猎诸籍，学窥渊海，拓展思维，临证立案，方能信手拈来。

(三) 胁痛案

李某，男，40岁，河北人氏，2007年8月2日初诊。

患者患肝疾已多载，因过服苦寒之剂，伤其中土。刻诊：患者胸胁胀痛牵引肩背，头晕目眩，口苦咽干，泛恶纳呆，大便溏薄，日行二次，溲黄，苔薄白，脉弦缓。

处方：北柴胡10克，桂枝9克，干姜9克，黄芩4.5克，生牡蛎(先煎)12克，炙甘草6克，天花粉12克，神曲10克，生麦芽30克。十剂而平，继服数剂以固其效。

按：患者久患肝疾，因肝木侮脾土，以致脾阳虚弱而便溏，胁痛口苦为少阳肝胆郁热，酌减苦寒之黄芩，佐疏肝之麦芽，健脾和胃之神曲，切中病机，故效。

(四) 悬饮案

王某，女，35岁，台州温岭人氏，2006年2月10日初诊。

患者自觉右胁间疼痛已月余，时时咳嗽伴畏寒低热，西医诊为"胸膜炎"，经治疗后诸症稍减，求治于余。刻诊：右胁间时有胀痛，时有呛咳，微恶寒，口苦纳呆，大便溏薄，溲短少，苔白腻，脉弦细。

处方：北柴胡10克，桂枝9克，干姜9克，黄芩5克，生牡蛎(先煎)12克，炙甘草6克，天花粉12克，葶苈子12克，大枣10枚，佩兰10克，藿香10克。八剂后诸症已衰减大半，继服十剂，不适之症几平。

按：本案病机切合少阳兼有饮停，微恶寒，苔白腻，故佐藿香、佩兰化湿解表。此例虽为"悬饮"，病机切中，放胆投用，是符中医"同病异治，异病同治"之思想。

(五) 消渴案

徐某某，男，55岁，四川内江人氏，2007年2月26日初诊。

患者患糖尿病史已5载，餐后血糖最高达30 mmol/L。刻诊：中脘胀满，头晕目眩，口苦咽干，腰膝酸软，视物模糊，口渴喜饮，大便溏薄，日行二次，舌质红，苔薄白，脉弦缓。

处方：北柴胡10克，桂枝9克，干姜9克，黄芩5克，生牡蛎(先煎)20克，炙甘草6克，天花粉30克。八剂。

药尽头晕、腰膝酸软、口渴喜饮、大便溏薄等诸症已衰减大半，但夜寝汗出仍存。继以上方佐麦门冬 15 克、孩儿参 15 克、五味子 9 克，继服月余，不适之症霍然，血糖已趋正常。

按："消渴"首见于《内经》，如《灵枢·五变》篇所云："五脏皆柔弱者，善病消瘅。"指出五脏虚弱是发生消渴的重要因素。后世医家在《内经》基础上不断发展与研究，总结出其阴虚血燥为其病机特点，久病多瘀，阴虚燥热亦为消渴血瘀的主要原因。可见消渴病机复杂难调，本案消渴病机符合少阳兼阴转机制，病机切中，投之焉能无效。

注：本文发表于《山东中医杂志》2010 年第 29 卷第 6 期。此处稍作修改。

【综述】

本方能和解少阳，燮理气机，温通阳气，少阳表里未解故用柴胡桂枝合剂而主之，即小柴胡汤之变法也，以渴去半夏，以胸满微结去人参加桂枝以从太阳，加干姜以散满，加天花粉以滋内燥，加牡蛎以软结也，此则往来寒热，表多里少故惟和解为妥也。邪犯少阳，枢机不利，治当和解，故用柴胡疏解肝郁，和解少阳为君，黄芩坚阴，清热利胆而为臣，水气为患，非阳不化，非运不行，当以温药和之，故用桂枝、干姜温阳化饮，牡蛎软坚逐饮，镇静降逆，天花粉生津止渴而为佐，甘草调和诸药而为使，是方寒温并用，辛温寒润，攻补兼施，和解之中又有微汗之妙，诸药合用，既有和解表里之功，又有温中滋燥之力，共奏和里解表，调和阴阳，宣痞散结，行气蠲饮之效。纵观本方药物组成来看，内含甘草干姜汤及桂枝甘草汤二个基本方，近贤刘氏渡舟常用此方来治疗少阳气郁而兼脾阳不足或心阳不足之病变，所以柴胡桂枝干姜汤用来治疗少阳胆热兼有太阴脾寒证。此方又具有清解少阳胆热和温补心阳的双重治疗作用，因此临床又可以用来治疗少阳气郁而兼心阳不足的病证，从而为心脑血管病变以及肝胆疾患开辟新的治疗途径。总之，此方为小柴胡汤加减之法，林氏丹峰先生曾云："方中柴胡、桂枝、黄芩从少阳而达于太阳，牡蛎启厥阴之初阳，天花粉开少阴之水泉，干姜、甘草培中州之阳，暖太阴之寒，运用临床权在灵变。"正如清代柯琴所云："小柴胡加减之妙，若无定法而实有定局矣，出入变化，妙用无穷，真神于法者矣。"

柴胡桂枝汤

【方论新解】

《伤寒论》第146条云:"伤寒六七日,发热微恶寒,肢节烦疼,微呕,心下肢节,外证未去者,柴胡桂枝汤主之。"从条文中,发热微恶寒,肢节烦疼,知太阳证未罢,风寒之邪仍客于肌表,而其中"微"字,知其发热亦微,只见肢节烦疼,可见亦为太阳证尚轻,微呕、心下支结亦与少阳胸胁苦满虽为同类,而其症尚轻者,尤而可知本证为太少证候并见,但二者症状俱为轻证,所用之方也就是桂枝汤和小柴胡汤合方,而各取其剂之量,旨在以桂枝汤解太阳未尽之邪,以小柴胡汤之半和解少阳之微结。陈瑞春教授认为此方具有燮理阴阳、调和营卫、疏泄肝胆、健运脾胃、补益气血、和解表里的功能。余师其意,感悟柴胡桂枝汤运用于临床中,如灵活变通治疗外感、内伤诸病证可效如桴鼓相应。

本方适应证为太阳少阳并病,辨证要点是:小柴胡汤证与桂枝汤证同时兼见者。

【临证实录】

(一)腰痛案

李某某,女,86岁,台州人氏,2007年4月15日初诊。

患者自诉右侧腰部疼痛,难以转侧,询其因乃春节前干重活所致,延治数医多予止痛片之类,其效不显。刻诊:患者苦痛病容,右侧腰部疼痛,不能转侧,并由家人搀扶,中州无不适,二便尚调,苔薄白,质暗淡,脉右侧弦紧。亟以活血化瘀为主,补肾祛风为辅。

处方:秦艽8克,五灵脂8克,三七粉(冲服)3克,制香附10克,当归

10克，制没药7克，生甘草3克，红花6克，川牛膝12克，桃仁10克，细辛3克，炒杜仲15克。三剂。

二诊：2007年4月19日，药后自能起身活动，右侧腰部疼痛尽去，但仍有酸胀感，苔薄白，质暗淡，脉弦缓。亟以调和气血营卫为主，疏通经络为辅。

处方：柴胡6克，桂枝6克，制半夏10克，党参15克，炙甘草5克，黄芩10克，生姜3片，大枣3枚，白芍10克，炒杜仲15克，狗脊15克，川断15克，秦艽10克，防风6克，路路通15克。六剂而平。

按：本案患者初因重活所致右腰部不能转侧，知其必瘀血凝聚于右腰部，故初投活血化瘀为主，少佐补肾祛风为辅，使之血气开通后，因虑其年事已高，不能一味攻伐，使之元气耗伤，酿成孟浪之举，故应中病即止。再予柴胡桂枝汤加味予之，调其营卫气血畅通而愈。《临证指南医案》云："夫痛则不通，'通'字须究气血阴阳。"所谓"通"字，应作气血流通解释，"调气以和血，调血以和气，通也，上逆者使之下行，中结者使之旁达，亦通也，虚者助之使通，寒者温之使通，无非通之之法"。柴胡桂枝汤稍作加味，非常能胜任治疗全身气血不畅而引起各类肢体关节酸麻胀痛疾患。

(二) 外感咳嗽案

王某某，男，22岁，台州人氏，2007年4月20日初诊。

患者咳嗽已半月余，曾服消炎药而疗效不显。刻下咳嗽不已，咳声重浊，咽痒咽干，痰色黄白相兼，项背强，微恶寒，头身有紧束感，二便自调，苔薄白，脉浮紧。亟以疏解达邪止咳。

处方：柴胡6克，桂枝6克，制半夏10克，党参15克，炙甘草5克，黄芩10克，生姜3片，大枣3枚，白芍10克，防风10克，葛根15克，紫苏叶10克，前胡10克，桔梗9克。六剂而愈。

按：本案咳嗽因半月之久不愈，其微恶寒，项背强，知其太阳之表邪未尽，断不可用劫涩药，以免关门留寇，故予柴胡桂枝汤疏解少阳之枢，兼开太阳之表，使咳嗽得愈。以临床层面来讲，咳嗽轻重可以反应病邪的微甚，但在某些特殊情况下，因正虚不能祛邪外达，当以柴胡桂枝汤扶正达邪。

（三）外感发热案

陈某某，男，8岁，台州人氏，2007年4月20日初诊。

患儿发热一周，曾服用多种消炎药（具体药物不祥）并以静脉滴注用药而效不显。刻诊：发热39℃，寒战后热势愈涨，溲黄，口干，大便尚可，苔薄白厚腻，脉浮数。亟以透达邪热祛湿。

处方：柴胡6克，桂枝6克，白芍10克，制半夏10克，党参10克，黄芩10克，生姜3片，大枣3枚，炙甘草5克，藿香10克，滑石（布包）10克，芦根15克，佩兰10克，竹叶10克。三剂而平。

按：本案为外感发热夹湿邪，湿不去则热无其出路，故高热不退，用柴胡汤旨在清热，桂枝汤解表，佐佩兰、藿香化湿浊解表，竹叶、芦根、滑石清湿热之邪，从溲而利，旨在"治湿不利小便，非其治也"，使湿热之邪有其出路而愈。

（四）全身关节酸痛案

黄某某，女，51岁，台州人氏，2007年4月16日初诊。

患者自诉全身关节疼痛酸胀半月余，未曾诊治。刻诊：全身关节酸痛伴沉重感，怕冷，头晕，口苦口干，二便自调，余无不适，苔薄白，脉缓。亟以疏通经络止痛。

处方：北柴胡6克，桂枝6克，白芍10克，制半夏10克，黄芩10克，党参15克，生姜3片，炙甘草5克，大枣3枚，防风10克，粉葛根15克，秦艽10克，川牛膝15克，路路通15克。六剂。

二诊：2007年4月23日，药后自觉全身清爽，精神转佳，关节酸痛大减，舌脉同前。效不更方，继进上方十剂而愈。

按：本案用柴胡桂枝汤调和营卫，使之血气流通，疏泄肝胆，故药后精神清爽，病随之而愈。正如《伤寒六书》所云："柴胡桂枝汤，治少阳伤风四五日，身热恶风，颈项强，胁下满，手足温，口苦而渴，自汗，其脉阳浮阴弦。"故凡柴胡证兼有头痛、项强、恶风、自汗、鼻鸣等症，大抵可用此方。

注：本篇论文发表于《中医杂志》2008年6月第49卷增刊，此处稍作

修改。

【综述】

柴胡桂枝汤即小柴胡汤与桂枝汤各取其半而成合方，旨在以桂枝汤之半，以解太阳未尽之邪，以小柴胡之半，以解少阳之微结，由此观之，柴胡桂枝汤是为太阳少阳并病而设，因表里之邪均较轻微，故柴胡、桂枝两方各取其半，以此轻剂和解之。然此原方中柴胡用量为四两，是方中用量最重一味，直呼称之为柴胡桂枝各半汤是为不严谨的，故近贤王氏邈达云："特以柴胡一味，用任其全，故名柴胡桂枝汤，亦即以别柴桂各半汤云。"本方小柴胡汤和解表里，疏泄肝胆，桂枝汤调和营卫，解肌发表，健运脾胃，斡旋中州之能，二方相伍，共奏和解少阳，发散太阳之功。王氏晋三注释较为中肯，其云："桂枝汤重于解肌，柴胡汤重于和里，仲景用此二方最多，可为表里之权衡，随机应用，无往不宜。"即如肢节烦疼，太阳之邪虽轻未尽，呕而支结，少阳之病机已甚，乃以柴胡冠以桂枝之上，即可开少阳微结，不必另用开结之方，佐以桂枝，即可以解太阳未尽之邪，仍用人参、白芍、甘草，以奠安营气，即为轻剂开结之法。先师陈瑞春教授认为此方是一张不用补药的保健良药，用之临床，高热可治，低热能平，尤其是老年体弱之人，有病可治，无病可防，药随证变，权宜加减，不失为外感内伤诸证之良方也。总之，本方为发表与和里兼用之法，是为少阳权变治法之一，尤以善治内伤、外感之发热，其功独卓。

海外诊余（典型案例辑录）

不孕症案

Rain，女，38岁，斐济人氏，2008年6月5日初诊。

患者已婚七载未孕，形体肥胖，眼眶晦暗，无人流史，经多方面西医诊治多年无效。2008年4月2日在新西兰奥克兰医院B超示："子宫肌瘤。"并且诉说奥克兰医院给出其诊疗方案，首先切除其子宫肌瘤术后，才能考虑受孕问题，而患者害怕施行手术，而询求中医诊治。刻诊：经至第16天，患者素经前少腹疼痛拒按，痛甚则伴恶心泛吐，或伴有肛门坠胀感，经期5天，量少，色暗有块，血块下后疼痛暂缓，易发怒，口苦咽干，经前乳房胀痛，中州无不适，舌质紫黯，脉弦紧。亟以活血化瘀，理气止痛，兼和胃降逆为法。

处方：桃仁12克，赤芍15克，乌药10克，粉丹皮12克，川芎10克，当归尾15克，延胡索12克，红花10克，制香附15克，陈皮10克，生甘草5克，血竭2克，吴茱萸6克，路路通15克，五灵脂10克，制半夏10克，柴胡7克。十二剂。

二诊：2008年6月18日，药后此次月经来潮后疼痛已衰减大半，无恶心呕吐，苔薄白，脉弦。效不更方，继进上方近月余。2008年7月16日，其丈夫欣告知其妻子已怀孕。

按：凡女子婚后未避孕，或同居二年而未受孕者，或曾妊娠过而后未避孕又连续二年未再受孕者称为不孕症。不孕症治疗颇为复杂，其疗程较久，亦有经短期治疗即受孕者。临证必须辨证与辨病相结合，因人施治，其辨证要点在于脏腑、气血、经络的寒热虚实。中医治疗重点在温养肾气，调理冲任气血，使经调病除，则胎孕可成。女子以血为本，调经种子贵在养血，妇女以肝为先，肝郁可致不孕，不孕亦导致肝郁，故调经种子妙在疏肝。

痰瘀凝结，精卵受阻，祛瘀化痰，功在疏通。不孕症的诊治，除主要按照传统辨证论治外，还注意使用中医辨证与西医辨病相结合才能进一步提高疗效。观之临床，其中包括排卵障碍性不孕、免疫性不孕、输卵管阻塞性不孕等，这些西医辨病为我们临床治疗提供了全新的思路与途径。本案患者以痛经甚为主诉，经辨证后以气血瘀滞冲任胞宫阻滞不通导致不孕，投以化瘀止痛，调经助孕之法，方证相合，疗效甚捷。临床上，中医治疗应坚持运用辨证思想，否则易导致疗效不佳。余疗此疾喜用伍入血竭，治疗瘀滞不通的病证，疗效稳定。诚如《本草纲目》云："散滞血诸痛，妇人血气。"《万氏妇人科》亦云"女子无子，多因经候不调……此调经为女子种子紧要也"。

腋汗案

李某某，男，42岁，新加坡人氏，2008年4月8日初诊。

患者自诉双腋下时时汗出，除之外余无汗出，自觉每天双腋如水浸之，已半年之久，腋下十分不适，甚为烦恼。刻诊：自觉双腋下如水浸之，口干稍苦，右舌尖处散在零星溃疡，渴喜冷饮，中州无不适，溲黄，苔薄黄腻，质红，脉微数。平素喜食牛羊肉类，喜熬夜。亟以清热利湿止汗。

处方：白豆蔻(冲)6克，茵陈15克，滑石(布包)15克，木通5克，射干6克，黄芩6克，佩兰10克，藿香10克，浙贝母10克，连翘12克，浮小麦30克，石菖蒲10克。七剂。

二诊：2008年4月16日，药后其效不显，必为辨证之误，病机不合，重细审其病机，投以清心养阴敛汗之法。

处方：生地黄15克，生甘草5克，木通6克，竹叶12克，连翘15克，浮小麦30克，胡黄连6克。七剂。

三诊：2008年4月24日，药后疾患霍然，舌尖溃疡已平。效不更方，继进上方半月以固其效。

按：中医疗疾先察病机，初诊因虑新西兰为多湿之地，未详辨其病机，急投甘露消毒丹清热利湿敛汗而罔效，后细审其病机为心火偏亢，又患者它无汗出，而出汗处为手少阴心经在腋下的"极泉"穴相似，而其兼证为口干，口舌生疮，溲黄，舌质偏红等。从中分析其心经有热，心火循经上冲无疑，心开窍于舌，而且心在液为汗，心火蒸腾心液从"极泉穴"处外泄，以致出现腋汗。这就是中医学“取类比象”之法，本案为心火亢盛，故投导赤散取其引导心火下行，在此基础上稍佐几味止汗药，其心火不亢，汗自止也。尤为方中连翘，味苦性微寒，轻清上浮，可治上焦诸热。经云“诸痛痒疮，皆属于心”，而连翘其外形头尖体圆，其状似心，故善清心退热，故清心火尤良，心火既降，其汗焉能出也。余认为中医病机学说是中医理论体系的核心灵魂。

泄泻案

Anny，女，37 岁，奥克兰人氏，2008 年 4 月 12 日初诊。

患者反复腹泻已年余，时作时休，尤以稍进不洁及生冷食物尤甚，奥克兰医院诊为“慢性结肠炎”。刻诊：腹泻已作一载之久，时作时缓，缠绵不已，泄泻多在晨起 4～5 时前后，发作时腹部作痛，肠鸣即泻，泻后则安，形寒肢冷，腰膝酸软，口淡喜热饮，短气乏力，苔薄白，质淡，脉沉细。亟以温肾健脾，固涩止泻。

处方：党参 15 克，炒白术 12 克，茯苓 12 克，藿香 10 克，木香(后下)6 克，葛根 15 克，炙甘草 5 克，吴茱萸 5 克，肉豆蔻 9 克，五味子 9 克，补骨脂 10 克，炮姜 6 克，黄芪 20 克，芡实 15 克。七剂。

二诊：2008 年 4 月 20 日，药后泄泻已衰减大半，患者连称中医之神奇，但食纳不振，苔薄白，脉沉缓。

处方：党参 15 克，炒白术 12 克，茯苓 12 克，藿香 10 克，木香(后下)6 克，鸡内金 9 克，炒谷、麦芽各 15 克，吴茱萸 5 克，五味子 7 克，补骨脂 10 克，肉豆蔻 6 克，煨葛根 15 克，炮姜 5 克。服近月余而平，嗣继进渗湿健脾，温中和胃之剂善其后。

按：本案泄泻辨为脾肾阳亏，泄泻日久，肾阳虚衰，脾失温煦，以致运化失职，水谷不化，肾为胃之关，主司二便，五更之时阳气未振，阴寒较盛，寒主痛故腹痛即泻，治疗责其釜底火衰，元气不固，故以四神丸合七味白术散加味予之。盖肉豆蔻补戊土，补骨脂补癸水，取戊癸化火，同为虚则补其母之义。方中炮姜一味辛、苦、热守而不走，燥脾胃之寒湿，能去恶生新，使阳生阴长。《本草思辨录》云“炮姜亦入肾”，炮姜一味温脾肾之阳，对于黎明泄泻病证余往往佐入之，临证屡试不爽。

外阴瘙痒案

李某某，女，55 岁，新西兰华裔，2008 年 6 月 2 日初诊。

患者外阴干涩瘙痒已半载之久，坐卧不安，尤以入夜为甚，伴夜寐不安，乱梦纷扰，健忘心悸，时烘热汗出，食少体倦，舌质淡，苔薄白，脉细缓。视前医多进清利湿热之品而效不佳。亟以滋阴补肾，清肝止痒为法。

处方：知母 10 克，黄柏 10 克，生地黄 20 克，泽泻 10 克，山药 15 克，丹皮 10 克，茯苓 12 克，当归 6 克，白鲜皮 10 克，鹤虱 10 克。八剂。

二诊：2008 年 6 月 21 日，药后外阴瘙痒稍缓，但其效不显，中州无不适，患者反复诉其苦于难寐，苔薄白，脉细缓。亟以补血养心，安神止痒。

处方：党参 12 克，生白术 12 克，黄芪 20 克，当归 10 克，炙甘草 5 克，茯神 15 克，远志 10 克，酸枣仁 15 克，熟地黄 20 克，夜交藤 30 克，龙眼肉 10 枚，木香(后下)5 克，白鲜皮 15 克。八剂。

三诊：2008 年 6 月 30 日，患者欣喜万分诉其药后寐安，但缠绵半载苦疾已霍然。效不更方，继进上方半月以固其效。

按：患者外阴瘙痒已半载之久，久治不愈，初诊虑其年事已高予滋补肝肾兼清利止痒为法而效不佳，而前医多进清利湿热之品亦无效验，而患者苦于寐不安，使余"一瞬间"不由想起曾读过清代余氏景和《诊余集》所载一例医案与本案颇为雷同，不妨效之。本案患者年高而寐不安，耗损心血，以致血燥生风，然多进利湿之品，而不知利去一分湿，即伤其一分阴，湿愈利而血愈虚，血愈虚而寐更不安，血虚而风愈甚，其痒岂能平息！故惟有养血一途也，血气足而风自息，寐亦安，诸症悉平。故投归脾丸加味取效甚捷。对于临床"一瞬间"诊断，先师陈瑞春教授曾对余谈起自己治疗遗尿案例，初辨证为固摄缩尿之法，但当观察患者水滑舌时，则全盘否定前面的辨证，改用温阳化气法治疗，可见临床上"一瞬间"实为灵感辨证，为医者，善于细微之处捕捉病机是必具之素质也。

紫斑案

Tomlko，男，新西兰日裔，36 岁，2008 年 7 月 9 日初诊。

患者前岁经治疗后紫癜已愈，今岁从日本回国后又犯近半月，除颜面部外皮肤出现紫红色的斑点，点大如绿豆，瘙痒不已，西医诊为"过敏性紫癜”。屡用消炎抗过敏之剂而无效。刻诊：躯干四肢发斑，尤以下半身为甚，瘙痒不已，入夜尤剧，伴有针刺样微痛，烦躁不安，寐差，口干欲饮，饮不解渴，溲短黄，大便数日一行，舌红，苔黄，脉细数。证属为血热血燥。亟以清热凉血，养阴消斑。

处方：水牛角(先煎)60克，生地黄20克，赤芍12克，丹皮10克，玄参15克，紫草12克，地骨皮10克，知母10克，黄柏9克，生大黄(后下)10克。八剂。

二诊：2008年7月18日，药后斑点大为衰減。效不更方，继进匝月而诸症皆瘳，后随访半载未犯。

按：本案发斑为劳累后复作，西医认为与人的免疫功能及抵抗力有关。红肿痒痛，入夜为甚，口干欲饮不解渴乃津伤血热伤阴挟瘀，血热宜清，非养血和血之剂所能奏效。故投清热凉血解毒，滋阴润燥稍佐化瘀，犀角地黄汤大清血分邪热，合知柏、地骨皮滋阴润燥，少佐大黄、紫草合用丹皮、赤芍清热凉血，活血散瘀。综观全方，清热养阴，使血宁而无燥热耗血之虑，清解养阴，使阴长而无滋腻之忧，清热散瘀，使瘀滞之血散，新血生而归经脉，斑疹自愈。尤为方中佐入大黄一味，《本草害利》云：“大黄乃血分之要药，峻利之性，长驱直捣，得峻快将军之名，清血分实热，血瘀血逆者宜之。”大黄在本案中既能清热通便，热邪得以下泄，又能下瘀血，使离经之瘀血从下排出，亦可清瘀热。

痿证案

张某某，男，48岁，马来西亚华裔，2008年10月2日初诊。

患者双下肢痿软无力已数月。诉其数月前曾居住海边作业，突发双下肢痿软无力，初就诊于奥克兰多家社区医院诊治无效，后经社区医生推荐去奥克兰医院治疗，而诊治结论为其缺钾所致，至最后亦束手无策，经人介绍而延治于中医。刻诊：双下肢痿软无力，由其家人挽扶而至，视之微肿，自觉足膝时有热感，伴身体困重，口苦黏腻，尿赤，苔黄腻，脉细微数。证属湿热浸淫，气血不运使然。亟以清热利湿，舒经活络。

处方：黄柏10克，苍术10克，薏苡仁30克，川牛膝15克，木瓜15克，防己15克，丹参10克，赤芍10克，忍冬藤30克，海桐皮15克。八剂。并嘱其戒厚味，节嗜欲。

二诊：2008年10月11日，药后自觉双下肢轻松有力，中州无不适，苔薄黄腻，脉细。

处方：苍术10克，薏苡仁30克，川牛膝15克，木瓜15克，防己15克，蚕沙15克，滑石（布包）18克，佩兰10克，黄柏10克，土茯苓15克。八剂。

三诊：2008年10月19日，药后诸症悉平，患者连叹中医之神奇。效不更方，继进上方匝月以固其效。

按：新西兰冬季是非常潮湿，霪雨菲菲，连月不开，然患者因湿邪久郁浸淫经脉，气血阻滞不通，故痿软无力，湿热不攘，气血运行不畅，故见麻酸，浸渍肌肤故见身体困重，溲赤苔黄，亦为湿热内蕴之征，正如《素问·痿论》篇云："有渐于湿，以水为事，若有所留，居处相湿。"痿证以肢体筋脉软弱无力，甚至肌肉萎缩，或瘫痪为主要表现的肢体病证，中医学认为，此疾发生因脏腑功能失调或亏损，以致阴阳失调，气血精液不足不能濡养筋骨肌肉使然，相当于西医学的周围神经系统疾患，重症肌无力，低钾性周围性麻痹等病症，其临床应分清虚实。自从《素问·痿论》篇首提"治痿者，独取阳明"之论，历代医家都宗此说，但临床复杂多样，必须辨证论治，在治疗时以补养治则之外，明辨兼杂如兼清湿热，或化痰，或化瘀，或清郁热等等才能有的放矢，因此不能独拘泥于《内经》之说。本案辨为湿热下注所致的痿证，故不可过早填补以免滋腻之品助湿而变证蜂起，湿热之邪易耗伤肺肾之液，治疗过程中兼施清养之味，本案辨为湿热夹瘀之象，故酌佐丹参、赤芍活血通络，辨证得当，焉能不效乎？正如《证治汇补》云："善治者辨其孰为气虚，孰为阴虚，合宜而用，至于七情六欲，所挟多端，或行痰瘀，或清湿热，泻实补虚，是在神而明之。"

遗尿案

Mike，男，13岁，新西兰惠灵顿人氏，2008年9月6日初诊。

患者遗尿已三载之久，每晚必遗，少则一次，多则达三次，其父母曾携其在国内及澳州等多处治疗，均告其无疾病，因每次全身查体及各项指标多为正常，束手无策，经人介绍延治于余。刻诊：神疲怯寒，形体衰弱，食纳不振，尿频其色清，时失禁，舌淡苔白，脉细而尺弱。亟以益气升陷为法。

处方：生黄芪30克，炒白术12克，陈皮6克，党参20克，柴胡3克，升麻3克，炙甘草5克，当归身10克，五味子8克，生牡蛎(先煎)20克。八剂。

二诊：2008年9月15，药后诸症不应，考虑新西兰明文规定禁用动物药，如菟丝子丸中的鹿茸，桑螵蛸散中的龟甲，甚至连地龙及木香都列为禁药，故时常给中医诊治带来不便，反复推敲其病机，证属为脾肾阳亏，又不能使用血肉有情之物的动物药，忽忆起清代吴瑭曾治疗一例老年久痢的案例，其病机亦为脾肾阳虚，异病同治，何不效仿之。

处方：党参15克，炙黄芪20克，怀山药20克，五味子6克，莲子肉15克，芡实15克，菟丝子(布包)20克，覆盆子15克，补骨脂10克，肉苁蓉15克，山萸肉15克，巴戟天12克。八剂。

三诊：2008年9月24日，服药期间诉其遗尿二次，诸症明显好转。效不更方，继予上方佐核桃肉15克，续进十六剂后缠绵三载沉疴得瘳，嗣进滋补脾肾之剂以固其效。

按：遗尿指小便不能控制而自行排出的一种病证，临床一般分为二种不同的类型：一是小便频数不能自禁，以白昼为多见，称小便不禁；一种是睡中遗尿醒后方觉，一般称为遗尿。然睡中遗尿多见于儿童，或其到成年尚未痊愈者，多为肺脾肾三脏不足，膀胱之气不固所致，历代医家大多认为遗尿为虚证。戴思恭云："睡着遗尿者，此亦下元冷，小便不禁而然。"而朱丹溪则认为小便不禁有虚寒、虚热之分，验之于临床，不论小便不禁或睡中遗尿，既有阳虚属寒者，亦有阳虚属热者。本案遗尿久达三载，从辨证分析，久病伤脾则水谷之精微不运，不足以营养周身，故形体消瘦，久病及肾则肾虚膀胱约束无权，故不自觉而遗尿，舌淡苔白，脉细尺弱都是虚弱之象，脾肾二亏，阳衰阴盛，又值入夜阴气主事，故昏睡遗尿。本案与年老久痢之病机同属脾肾阳衰之故，病虽各异，其病机病因却同，此乃中医"异病同治"之理也。正如《柳宝诒医案》序云："法有尽而病无尽，一病之变已无尽，或萃数病于一人之身，其变更无尽矣，欲求法外之法，方外之方，以助治病者之圆机活法，临证者之触类旁通，其惟历代名医之医案欤?"信矣！

脾虚感冒案

陈某某，女，28岁。新西兰华裔，2008年3月7日初诊。

患者外感已十余天。刻诊：恶寒发热，体温 37.5℃，无汗，头微痛，无咳嗽，痰多色稀白，口不渴，中州胀痛，面色不华，泛恶纳呆，小便清长，大便时溏，苔薄白，左寸关浮而无力，右关脉弱。

处方：北沙参 10 克，生白术 12 克，茯苓 12 克，炙甘草 3 克，陈皮 6 克，制半夏 10 克，桂枝 10 克，生姜 10 克，大枣 10 枚。三剂。

二诊：2008 年 3 月 11 日，自诉药后一剂后汗出热退，神清身爽，食纳不吐，继进上方去桂枝数剂而平。

按：本案患者素来脾弱，而风寒之邪客表，脾虚感寒，脾土不运，中气不足不能鼓邪外出故也，然前医视恶寒发热之证屡投清热解表之剂，不仅苦寒克伤中土，往往内陷外邪，治疗首补其脾土，脾土健运亦能生肺金，肺脾之气充足，客邪自已矣。故投六君子汤健脾和胃为主合桂枝汤去酸敛之白芍，区区几剂取效甚捷。而方中取北沙参之意，其乃阴质用阳也，然人身质阴用阳惟脾与肺，故曰补中益肺气，明所以益肺气者，由于补中也。